しくみからマスターする

Dr. フルカワの
心電図の読み方

●古川 哲史　東京医科歯科大学 難治疾患研究所 教授

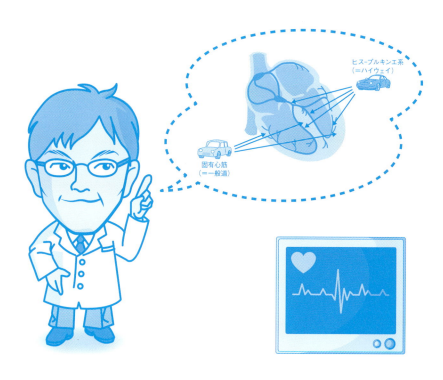

総合医学社

はじめに

筆者は医学部の学生時代，循環器医を目指していたので，それなりに心電図の勉強をして医者になりました．医者になった第1日目，研修病院に着くや否やオーベン（指導医）となるU先生から「古川，心筋梗塞だ」と言われて1枚の心電図を渡されました．それを見た途端，目が点になりました．今まで学生時代に見てきた心電図とまったく違っていました．

このギャップを乗り越えるための1つの方策は，できるだけ**多くの心電図を見て経験値を高めること**です．もう1つの方策は，**心電図の背景にあるしくみを理解すること**です．人それぞれ向き不向きがあると思いますが，根気と記憶力に自信がない僕には，後者が向いているようです．

そういえば英語のイディオムでも，高校時代に「under the radar」はレーダーの下だから見つからないので「密かに，隠れて」だと教わったのですが，いつまでたっても忘れません．だからといって心電図の根底にあるしくみからマスターするのは一筋縄にはいきそうもありません．そこで本書では，**心電図の背景にあるしくみを，特に重要なものに限定してわかりやすく説明**しています．

皆さん，自転車に乗れるようになったときを思い出してみてください．お父さんやお母さんに自転車の荷台を持ってもらって練習したのではないでしょうか．スピードを出すと危ないと思ってゆっくりこぎ，ハンドルもしっかり持たないと不安定だと思いっきり握りしめていたのではないでしょうか．自転車に乗れるようになると，スピードは少し出したほうが安定すること，ハンドルの握りは緩く遊びがあったほうがショックなどを吸収しやすいというしくみがわかると，「なんだ，自転車に乗るなんて簡単だ」と思ったのではないでしょうか．

心電図も同じです．最低限のしくみがわかると，難しいと思って敬遠していた心電図も，「どうもそうでもないぞ」と親しみさえ湧いてきます．一度覚えると一生忘れないことを英語で，「It's like riding a bicycle」と言います．**心電図も一度最低限のしくみがわかると一生もの**です．ぜひ，心電図のしくみをつかんで心電図を好きになってください．

2017年10月　　　　東京医科歯科大学 難治疾患研究所 生体情報薬理学 教授

古川哲史

目　次

Part1　まずは心電図の基本を学ぼう …………………………… 1

1.　心臓電気生理の基本 …………………………………………… 3
- Na チャネル，Ca チャネル，K チャネルの 3 つが重要 ……… 3
- 活動電位 ………………………………………………………… 5
- 作業心筋，固有心筋，刺激伝導系の働き …………………… 6

2.　心電図の基本 …………………………………………………… 10
- 12 誘導心電図 ………………………………………………… 10
- モニター心電図 ……………………………………………… 11
- 心電図のマス目の意味 ……………………………………… 12
- 心電図の 3 つの原則 ………………………………………… 13
- P 波 ……………………………………………………………… 18
- QRS 波 ………………………………………………………… 21
- T 波 ……………………………………………………………… 28

Part2　次に心電図判読の手順を学ぼう ………………………… 35

1.　心電図判読の 9 つの手順 …………………………………… 37
- 心拍数は正常か ……………………………………………… 38
- RR 間隔は整か不整か ………………………………………… 41
- すべての P 波に QRS 波が追従しているか ………………… 41
- QRS 波は narrow か wide か ………………………………… 41
- ST 部分は基線上にあるか …………………………………… 44
- QT 間隔は正常か ……………………………………………… 46

Part3　そして不整脈の心電図を学ぼう ·················· 49

1. 期外収縮 ··· 51

2. 徐脈性不整脈 ·· 54
- 洞不全症候群 ··· 54
- 房室ブロック ··· 56
- 脚ブロック ··· 60

3. 頻脈性不整脈 ·· 63
- 上室性（心房性）不整脈 ··································· 65
- 心室性不整脈 ··· 71
- WPW 症候群 ·· 72

4. 注意が必要な危険な 3 つの心電図 ···················· 76
- Wide QRS ·· 76
- QT 延長 ··· 78
- ブルガダ症候群 ··· 79

Part4　最後に虚血性心疾患と心不全の心電図を学ぼう ··· 83

1. 虚血性心疾患 ·· 85
- 狭心症 ··· 85
- 心筋梗塞 ··· 90

2. 心肥大 ·· 101
- 心房負荷 ·· 101
- 心室肥大 ·· 106

■索　引 ··· 111

Part 1
まずは心電図の基本を学ぼう

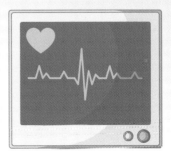

Part 1　まずは心電図の基本を学ぼう

1．心臓電気生理の基本

　まず心臓電気生理の基礎から学びましょう．「電気や物理は苦手で，何とかして電気生理なくして心電図は読めませんか？」という声が聞こえてきそうです．最近の心電図のテキストでは，「イオンチャネルなんて基礎研究者の自己満足にすぎません」なんて明言しているものさえあります．筆者もすき好んで皆さんの苦労を増やしたいわけではありませんが，最低限必要な知識は最初に勉強しましょう．

　心臓の筋肉の細胞に限らず，細胞の膜は脂質2重層でできていて，水溶性であるイオンを通すことができません．そこで，心臓が心拍を出し心電図を作るなどの電気現象を発生するためには，細胞膜にイオンを通すことができるイオンチャネルがあることが必要です．抗不整脈薬などでも Na（ナトリウム）チャネルブロッカーとか Ca（カルシウム）チャネルブロッカーなどがあるので，イオンチャネルについてある程度知っておいたほうがいいでしょう．

Na チャネル，Ca チャネル，K チャネルの3つが重要

ということで，心臓の中で重要な3種類のイオンチャネル，

- Na チャネル
- Ca チャネル
- K（カリウム）チャネル

はおさえておきましょう．

1．心臓電気生理の基本　　3

イオンチャネルは，チャネルに蓋をしているゲートが開いたり閉じたりするのですが，開いたときにはチャネルの孔を通って濃度が高いほうから低いほうにイオンが流れます．NaとCaは細胞外のほうが濃度が高く，Kは細胞内のほうが濃度が高いので，イオンチャネルが開くとNaとCaは細胞の中に入り，Kは細胞の外に出てきます．NaチャネルとCaチャネルはプラスのイオンが中に入るので内向きの電流を作り，Kチャネルはプラスのイオンが外に出ていくので外向きの電流を作ります（図1）．

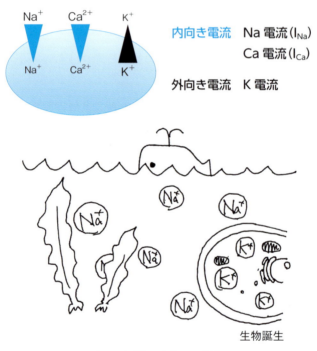

図1　電流の内向きと外向き

　Na，Kなどの濃度が細胞内外のどちらが高かったかわからなくなったときは，生物の誕生をイメージしましょう．生物が誕生したのは海の中です．海の中で，脂質によって覆われたものから生物が誕生したといわれています．生物は，周囲の環境と自分を区別しなくてはいけません．周囲の環境とは海水なのでNaが豊富です．そこで，細胞の中のNaが減りKが

増え，細胞外の環境と区別することができるようになりました．細胞の外は海水なのでNaが高く，細胞の中はその反対（＝それと区別する）なのでKが高いと覚えておきましょう．

では，そういう内向き電流とか外向き電流が流れたとき，どんなことが起きるのでしょうか．

- 内向き電流が流れると内向きにプラスのイオンが入ってきて細胞の中がプラス
- 外向き電流が流れるとプラスのものが外に出ていくので細胞の中がマイナス

になります．

活動電位

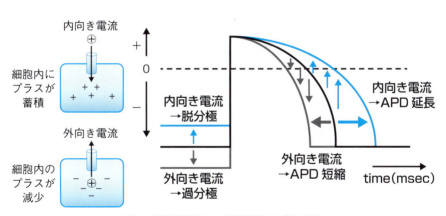

図2　電流が流れると活動電位はどうなる？

　図2を見てください．内向き電流が出ているときに，細胞の中がプラスになると活動電位の長さが長くなります．一方，外向き電流が出て細胞の中がマイナスになると活動電位の長さが短くなります．

1. 心臓電気生理の基本

- ●活動電位はとは，細胞1個1個の心電図にあたるもの
- ●活動電位の長さはQT間隔の長さに一致する

　先ほど内向き電流が流れると活動電位が長くなるといいました．Na電流とCa電流が流れるとQT間隔が長くなってきて，K電流が流れるとQT間隔は短くなります．

　逆にこれらをブロックすると，すなわち，

- ●Kチャネルブロッカーを使うとQT間隔は長くなる
- ●Caチャネルブロッカーを使うとQT間隔は短くなる

のです．

作業心筋，固有心筋，刺激伝導系の働き

　心臓電気生理で，もう1つ知っておきたいのが「刺激伝導系」です．心臓には，「固有心筋」とよばれる心筋（「作業心筋」あるいは「一般心筋」ともよばれます），と「刺激伝導系」とよばれる心筋があります．心臓の一番大切な働きは，血液を全身に送るポンプの働きです．このポンプの働きを担っているのが固有心筋です．このポンプの働きを効率的に行うためには，規則正しく電気を作り，心臓の各部位に最適なタイミングで送り届けなくてはいけません．この規則正しい電気を作り，心臓の各部位に伝えているのが刺激伝導系です．

　刺激伝導系の細胞は，図3では青色やうす青色で描いてあります．灰色で描いてあるのが固有心筋（作業心筋，一般心筋）とよばれるもので，心房筋と心室筋があります．

　刺激伝導系には，心臓の上のほうから洞結節，心房内刺激伝導路，房室結節，ヒス束，脚（左脚，右脚），プルキンエ線維があります．洞結節は，上大静脈と右房の合わせ目のところにあります．覚えておいてほしいのは，

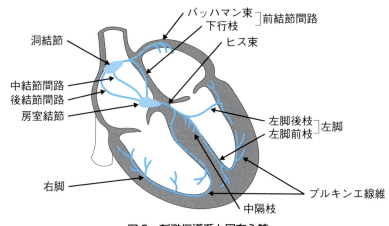

図3 刺激伝導系と固有心筋

● 洞結節は心臓の上，右側にある

ことです．P波を考えるときに重要になってくるので，覚えておきましょう．

洞結節で作られた電気が，さまざまな刺激伝導系を使って心臓全体に送られます．このさまざまな刺激伝導系が，前出の心房内刺激伝導路，房室結節，ヒス束，脚（左脚，右脚），プルキンエ線維です．心室内にある，ヒス束，脚（右脚・左脚），プルキンエ線維は合わせて，「ヒス-プルキンエ系」とよばれます．

刺激伝導系には大きく2つの特徴があります．

● 自動能をもっていること（自分で興奮ができること）
● 線維性組織によって固有心筋から絶縁されていること

です．興奮が刺激伝導系に伝わっているときは，固有心筋には興奮は伝わりません．固有心筋と刺激伝導系の2つが電気的につながっているところは，心臓の中で以下の3つしかありません．

1. 心臓電気生理の基本

❶洞結節と右房の間，バッハマン束とよばれているものと左房の間
❷心房と房室結節の間
❸プルキンエ線維と心室筋の間

の3つです．それ以外のところは線維性の組織によって絶縁されています（図4）．

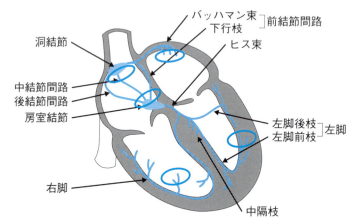

図4　刺激伝導系と固有心筋が連結する3部位

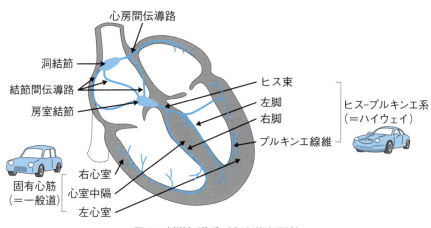

図5　刺激伝導系（高速道路理論）

心室の興奮は刺激伝導路，ヒス-プルキンエ系を使って，心室全体に一気に伝わります．しかし，電気的興奮が心室中隔にある右脚や左脚を伝わっているときに，この興奮はすぐそばにある固有心筋に伝えられるかというと，そこには伝わりません．電気的興奮は，刺激伝導系を最後のプルキンエ線維のところまで伝わって初めて，心室と電気的に連絡して心室に興奮を伝えることができます．

　これは，高速道路に例えるとわかりやすいです．例えば，首都高速を走っていて交通事故などで渋滞に巻き込まれたとき，すぐ下を走っている一般道（例えば，国道1号線など）がすいているので降りたいなあ，と思っても降りられません．どこかのインターチェンジまで行って初めて降りることができます．刺激伝導路も同じように，プルキンエ線維と心室筋が接するところまで来ないと，心室筋に興奮を伝えることができません（図5）．

　以上が心臓電気生理で覚えてほしいという最低限の基本です．

Part 1　まずは心電図の基本を学ぼう

2. 心電図の基本

12誘導心電図

　心電図には12誘導あり（「12誘導心電図」ともいいますよね），肢誘導が6誘導，胸部誘導が6誘導あります．肢誘導は心臓の縦切りの図を前方から見ている前額面で，心臓の上下や左右が見やすい誘導です．胸部誘導は，CTなどで体を輪切りにしたような心臓の水平面になっており，心臓の前後や左右が見やすい誘導です．

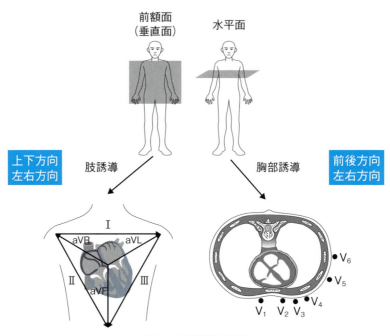

図6　12誘導心電図

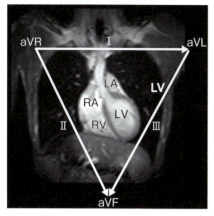
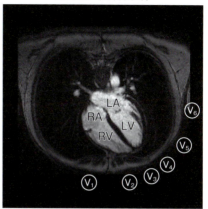

図7 12誘導心電図と心臓の位置関係

　図7はMRIで心臓の位置と心電図の誘導がどういう関係にあるかを見たものです．皆さんが知っているように，肢誘導にはⅠ誘導，Ⅱ誘導，Ⅲ誘導，aVR誘導，aVF誘導，aVL誘導があります．胸部誘導にはV_1誘導からV_6誘導があって，心臓を右室，左室まで覆うような形で心電図端子をつけています．
　ここで覚えておいてほしいのは，

- Ⅱ誘導が心臓の軸に一番近い誘導ということ
- V_3〜V_4誘導が心室中隔の位置に相当すること

です．

モニター心電図

　病棟などでは，よく1つの誘導だけを観察するモニター心電図をつけます．モニター心電図では，状況によりさまざまな誘導が使われますが，一般的に使われるのは3点誘導法です（図8）．

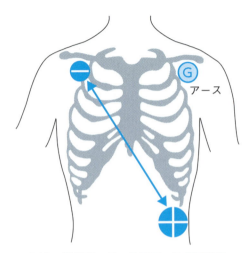

図8　標準モニター心電図：3点誘導法

　3点誘導法というのは，右手と左手の肩の付け根のところに1つずつ，それと左の側腹部に1つ心電図の端子をつけます．左肩のところはアースにして，左側の側腹部のところと右側の肩のところを電極として使った2極誘導になっています．左側の側腹部のところがプラスで右側の肩のところがマイナスになっているので，図7に示したⅡ誘導に近い誘導になります．つまり，

●基本のモニター心電図はⅡ誘導に近い形を見ている

ことになります．Ⅱ誘導は心臓の軸に一番近い形で心電図の各波形が最も大きく見えます．モニター心電図の最大の目的は，心臓がちゃんと動いていることを知ることなので，波形が一番大きく見えるⅡ誘導がモニター心電図に適していることになります．

心電図のマス目の意味

　心電図のチャートを見ると小さなマス目があり，小さなマス目が5個集

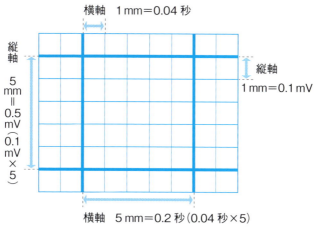

図9　横軸・縦軸のキャリブレーション

まった大きなマス目があります．小さなマス目は縦も横も1mmで，横軸は時間（秒），縦軸は電圧（mV）を表しています．横軸は1つの小さなマス目（1mm）が0.04秒になっていて，それが5個集まって大きなマス目で0.2秒になっています（0.04秒×5）．縦軸は通常は1mmが0.1mVで大きなマス目の1つは0.5mV（0.1mV×5）になります（図9）．

心電図の3つの原則

心電図の波形を考えるとき，下記の3つの原則をおさえておきましょう．

> **心電図の3つの原則**
> ●**原則1**
> 　心電図の波形は，心臓に正電位（プラス）と負電位（マイナス）のところができたときに生じます．正電位から負電位に電流が流れて（電気ベクトルができて），電流（電気ベクトル）が端子に向かっているときは正（上向き）に振れ，端子から遠ざ

かっているときは負（下向き）に振れます.
●原則2
波形の大きさは起電力（＝細胞数）に正比例します. 細胞数が
多いときは大きな波形, 少ないときは小さな波形となります.
また, 波形の大きさは心臓と心電図端子の間の抵抗に反比例し
ます.
●原則3
脱分極は心内膜側から, 再分極は心外膜側から始まります.

1. 心臓にプラスの電位とマイナスの電位ができたところで心電図の波形ができる

　心臓にプラスの電位とマイナスの電位ができたときに心電図の波形が生じます. プラスとマイナスができるというのはどういうときなのでしょうか. 前述したように, 心室は全体が一気に興奮するのですが,「一気に」といっても全部が全く同じ時間に興奮するわけではなくて, 少しだけ早いところと少しだけ遅いところがあります. 少し早く興奮したところは活動電位が生じて電気的にプラスになります. まだ興奮していないところは電気的にマイナスのままです. このように脱分極が起こり始めるとき, 言い方を変えると心臓が収縮するときにプラスとマイナスができます.

　再分極のときも, 少し早く再分極するところと遅れて再分極するところがあります. 早く再分極したところはマイナスとなり, まだ興奮中のところはプラスとなります. すなわち, 心臓が再分極するとき, 言い方を変えると弛緩（拡張）するときにも, プラスとマイナスができます. まとめると, 脱分極と再分極するときにプラスとマイナスができ, プラスからマイナスに電流が流れて心電図の波形ができます（図10）.

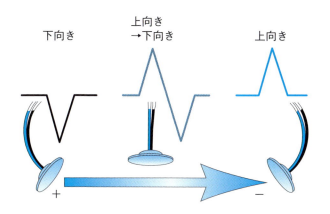

図10　電流の向きと心電図の極性

心臓には心房と心室があるので，心房の脱分極（収縮）が起こるときと再分極（弛緩）が起こるとき，心室の脱分極（収縮）が起こるときと再分極（弛緩）が起こるときの4つのイベントがあることになります．そうすると，4つの波形ができそうなものですが，実際には4つの波形はできません．

心房が収縮して血液が心房から心室に十分入ったところで，心室が脱分極（収縮）します．そのときには心房はもう収縮する必要がないので再分極（弛緩）します．つまり，心房の再分極（弛緩）と心室の脱分極（収縮）は同じタイミングで起こります．心室のほうが細胞の数がずっと多いので，大きな心室の脱分極の波形で小さな心房の再分極の波形が隠されてしまいます．すなわち，心房の再分極の波形は見えません．

上記の理由から心臓の波形は3つあります（図11）．

- ●P波
- ●QRS波
- ●T波

です．

2．心電図の基本　15

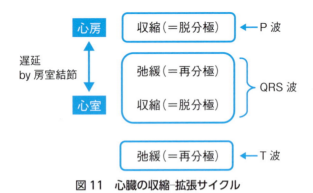

図11　心臓の収縮-拡張サイクル

　なぜ，A波，B波，C波でなくて，P波，QRS波，T波という名前が付いたのでしょうか．これは地震の波の名前の付け方と同じ発想で行われたためです．地震が起きたとき，「第1波が到着しました」「第2波は約10分後に到着する予定です」，なんていうことをテレビやインターネットで見たり，聞いたりしたことがあると思います．地震の第1波のことをP波といい，第2波をS波といいます．P波とはPrimary（1次）の頭文字をとっています．第2波はSecondaryの頭文字からS波となっています．心電図も同じで，最初の波をPrimaryの頭文字をとってP波と付けました．しかし心電図の波形は2つだけではありません．最初に心電図を撮ったのは，アイントーベンというオランダの医師で，自分の肢誘導心電図を撮りました．その波形が5つの波からできていたので，P波より後の波はアルファベット順に付けて，Q波，R波，S波，T波としました．のちに，Q波，R波，S波はすべて心室の脱分極（収縮）のときにおける波形であることがわかったので，まとめてQRS波とよぶようになりました．整理すると，P波，QRS波，T波は図11のように心房の脱分極（収縮），心室の脱分極（収縮），心室の再分極（弛緩）をそれぞれ反映する波になっています．

2. 波形の大きさは起電力に正比例する

　波形の大きさのもう1つの原則として，心電図波形の大きさが心臓と心電図端子の間の電気抵抗に反比例する，というものがあります．では，心臓と心電図の端子との間で抵抗になるのは何かというと，

●脂肪
●水
●空気

です．

　例えば，心電図を撮るときに，欧米人の心電図と日本人の心電図とではどちらの波形のほうが大きいかと考えると，欧米人のほうが心臓は強そうなので欧米人のほうが大きいような気がしますが，しかし欧米人のほうが小さいです．それはなぜかというと，皮下脂肪が多くて抵抗が大きいので，QRS値の波形が小さくなるからです．

　心不全の患者さんの心電図では肢誘導だけ波形が小さいことがあります（これを「低電位」，英語で「low voltage」といいます）．なぜ肢誘導だけ小さいのでしょうか．肢誘導は電極を手足につけているので，手足のところだけに水や空気，脂肪があるということになります．一番考えやすいのは，心不全で末梢の手足に水が溜まっていてむくみがあるというケースです．

　それでは，左側の胸部誘導（V_4〜V_6）の波形だけが低電位になっていたらどう考えましょう．すると，V_4・V_5・V_6誘導のところだけ，すなわち左胸部だけに水，空気，あるいは脂肪があるということが考えられます．臨床で一番多く遭遇するのは，患者さんが左側の気胸になっていることです．逆に低電位なのが右側，すなわち V_1 などだったら，右側の気胸ということになります．

2. 心電図の基本　　17

P波

　P波は心房の脱分極でしたね．P波を使ってまず確認してほしいのは，心電図が正常の洞調律かどうかです．では洞調律であるか否かはどのようにして判断するのでしょうか．

> **P波が洞調律か否かの判断材料**
> ● 洞調律のP波
> 　⇒Ⅰ・Ⅱ・Ⅲ誘導で陽性，あるいはⅠ・aVF誘導で陽性
> ● 洞結節の位置
> 　・心臓の上
> 　・心臓の右
> ● 洞結節由来のP波の条件
> 　・Ⅰ誘導で陽性 ⇒ 右から左へ興奮
> 　・Ⅱ・Ⅲ誘導あるいはaVF誘導で陽性 ⇒ 上から下へ興奮

　洞調律の基準は，「Ⅰ・Ⅱ・Ⅲ誘導のP波が全部陽性」，あるいは「Ⅰ誘導とaVF誘導が陽性か」のどちらかです．どちらでもいいので，使いやすいほうの基準を使ってください．心電図は，普通は左側に6つの肢誘導，右側に6つの胸部誘導を表示します．Ⅰ誘導とaVF誘導は，肢誘導の1番上と1番下の2つです．P波がどちらも陽性であれば，洞調律と考えます．肢誘導のⅠ・Ⅱ・Ⅲ誘導は，肢誘導の上から3つです．これらのP波がすべて陽性であれば，洞調律と考えます．

　この洞調律の判定基準だけ覚えていれば十分ですが，なぜそこが陽性だと洞調律になるかもちょっと考えてみましょう．先ほど述べたように，洞結節の位置は心臓の上，右にあります．そうすると，心房の興奮は「上から下」「右から左」に伝わってきます．Ⅰ誘導は心臓の右側から左側を見ている誘導なので，興奮が右から左に広がり，Ⅰ誘導の端子に近づいていくと，P波が陽性（上向き）となります．

　Ⅱ・Ⅲ・aVF誘導は，上から下へ向かう誘導で，「下方誘導」とよばれ

18　Part1　まずは心電図の基本を学ぼう

ることがあります．心房の興奮が上から下に伝わると，これらの誘導の端子に興奮が近づく形になるので，P波は陽性（上向き）に振れる形になります．

では，I誘導でP波が陰性だったらどうなのか考えてみましょう．これは，I誘導の端子から興奮が遠ざかっていること，すなわち興奮が左房のほうから右房のほうに伝わっているということになります．また，II・III・aVF誘導でP波が陰性だったら，心房の下のほうで何か期外収縮などが起こってそれが上に伝わっているということになります．

P波に関して2番目に重要なことは，どの誘導でP波を見るのかです．採血をすること，されることもあるかと思います．採血をするときうまい人と下手な人がいます．よく見ていると，それは器用か不器用かというのもありますが，もっと重要なのは採血しやすい静脈を使っているかどうかのようです．特に，血管がわかりづらい患者さんで，これが大きく影響するようです．心電図のP波も小さくて見にくいので，見づらい誘導で見ていても何もわからず，時間が経過するだけです．だからP波を見るときは医師も12誘導すべてで見ている人はあまりいなくて，見やすい誘導だけで見ています．では，見やすい誘導は何かというと，

● II 誘導と V₁ 誘導

です．だから，P波はII誘導とV₁誘導でできるだけ見るようにしましょう．

P波に関して3番目に重要なのは，P波は2つの成分からなるということです．心房は，右房は洞結節の興奮が直接伝わって興奮が始まります．一方，左房は心房内刺激伝導系のように「心房間伝導路」といわれる「バッハマン束」を使って洞結節から左房に興奮に伝わってから興奮します．したがって，右房がまず興奮して，左房はこれに少し遅れて興奮することになります．小さなP波ですが，右房の成分と左房の成分の2つの成分からできています．正常の洞調律のときは，II誘導では右房の成分も左房の成分も上から下に図12のように伝わってくるので，II誘導の端子に近づ

2. 心電図の基本　19

いてくる形になり，どっちも上向き（陽性）になります．ちなみに，図12では右房の成分は灰色，左房の成分は青色で表しています．

一方，V₁誘導は右房の成分が近づいてくるので上向きに振れます．図12は右房の成分を灰色で左房の成分を青色で描いています．左房の成分はV₁誘導にほとんど平行なので，近づきも離れもせず，ほとんど基線上にある形です．

右房成分，左房成分があるといいましたが，正常のときにはⅡ誘導ではこれらはほとんどくっついてしまい区別がつきません．また，V₁誘導では左房成分が基線上にあるので，上向きの右房成分しか見えません．すなわち，正常のときにはⅡ誘導もV₁誘導もどちらも1つの上向きになっていきます．どっちも上向きだったらわざわざ2つの成分なんていう話をして問題を複雑にしなくてもいいのではないかと思うかもしれません．しか

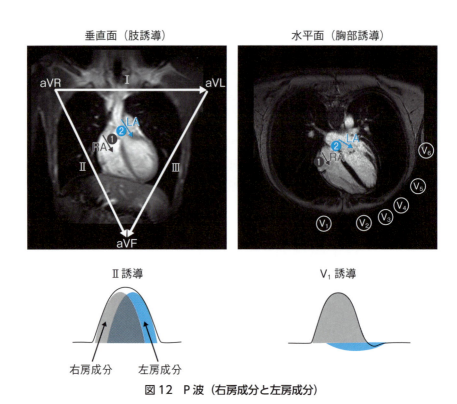

図12　P波（右房成分と左房成分）

し，Part4で説明する心房の負荷を診断するときに生きてくるので，P波は右房成分と左房成分の2つからなることを頭に入れて覚えておいてください．

QRS波

QRS波を考えるときに，3番目の原則

● 脱分極は心内膜側から，再分極は心外膜側から始まる

を思い出しましょう．

1．脱分極は心内膜側から起こる

図13は心臓を輪切りにした断面を見ています．真ん中は心臓が拡張している状態です．もし脱分極が心内膜側から起こったとすると，収縮の起こり始めは図左のようになります．すなわち，心内膜側が小さくなって心外膜側は元の拡張した状態になります．逆に，もし心外膜側から脱分極が起こったとすると，図右のように心内膜側は元の拡張した状態のままで，心外膜側だけ少し収縮した形になります．どちらのほうが効率がよいかというと，心内膜側から起こる図左のほうですよね．実際も，このように心内膜側から収縮が起こります．

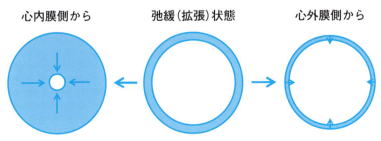

図13　心臓収縮（脱分極）は内側から？　外側から？

なぜそのようになっているかというと，刺激伝導系と固有心筋が電気的に連絡するのはプルキンエ線維の終点といいましたが，プルキンエ線維は心内膜面にネットワークを形成しているので，まず興奮が心内膜側の固有心筋に伝わるからです．心内膜側に伝わった興奮は，固有心筋を伝わって心外膜側に広がっていきます．

2. 心室の中でも興奮のタイミングが早いところと遅いところがある

　心室は一斉に興奮しますと説明しました．そうはいっても，やはり早く興奮するところと遅く興奮するところがあります．例えば，ヒス–プルキンエ系は房室結節から心室中隔の基部に入り，心尖部に向かって走っています．もし心室中隔の基部から興奮，すなわち収縮が起こったとするとどうなるでしょう．血液が心尖部のほうに送り出されることになります．しかし，盲端になっている心尖部のほうに血液を送り出すのは都合がよくありません．送り出したいのは心室の上方に位置する大動脈，肺動脈なので，心室の興奮は下から上に伝わる必要があります．このため，固有心筋と絶縁されているヒス–プルキンエ系があり，興奮はまず心尖部で起こり，それから基部に伝わるようになっています．

　では，どれくらい興奮のタイミングに違いがあるのでしょう．一番速いところと遅いところは0.04秒くらい違うといわれています．0.04秒というと，心電図の小さなマス目1つになります．筆者は興奮のタイミングの速いものから順番に4つに分けて考えます．一番早いところが，心室中隔の左室側で，心室中隔の興奮は左室側から右室側に興奮が伝わります．それから，心尖部が収縮して，中間部分が収縮して基部が収縮するという形になります（図14）．

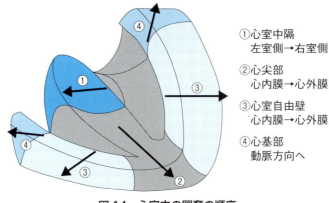

図 14　心室内の興奮の順序

① 心室中隔
　　左室側→右室側
② 心尖部
　　心内膜→心外膜
③ 心室自由壁
　　心内膜→心外膜
④ 心基部
　　動脈方向へ

細かいので全部覚える必要はありません．

● 心室中隔が一番早く興奮する

ことは覚えておいてください．

3. さまざまな QRS 波形

　最初に心電図が記録されたアイントーベン博士の心電図の心室の興奮が3つの波からなっていたので，QRS 波とよばれるようになりましたが，もちろんみんながみんな3つの波からできているわけではなく，1つの波だったり，2つの波だったり，はたまた4つ以上の波からできていたりします．そこで，QRS 波をその波形によってニックネームを付けて読むことがあります．このニックネームのつけ方にはルールがあります．ルールは2つの原則からなっています．

　最初の原則は，最初の波が陽性か陰性か，がかかわっています．最初の波が陰性の波（下向きの波）から始まるときには，Q からよび始めます．Q から始めて，アルファベット順に名前を付けていきます．最初の波が陽性の波（上向きの波）から始まるときは，R から始めて，それからアルファ

ベット順にします．Q・R・S（陰性の波から始まる場合）あるいはR・S（陽性の波から始まる場合）となって，それ以上にまだ陽性の波があるときには「'」を付けてR'，それ以上に陰性の波があるときにはS'，もっとあるときにはR''，S''といったように付けていきます．これが1つの原則です．

　もう1つの原則として，大きな波は大文字で，小さな波は小文字で付ける決まりがあります．大きい，小さいは，0.5mV以上か以下かということです．0.5mVというと，大きなマス目1つですね．縦軸は大きなマス目1つ以上だと大文字で書いて，1つ以下だと小文字で書いています．

　ちょっと具体例を見てみましょう．例えば図15左のような波形が出てきたときに，これを見ると，最初に陰性から始まっているのでQから始めます．Rは大きくてQとSは小さいので「q・R・s」となります．図15右の波形は，陽性から始まっているのでRから始まります．「R・S・R'」ですが，最初の波だけが小さいので「r・S・R'」となります．図15中の波形は，この陰性の波だけでできているのでQ波とよんでもいいのですが，習慣でQS波とよぶことになっています．

　図16は胸部誘導でそれぞれの順番で，まず心室中隔が興奮して心尖部

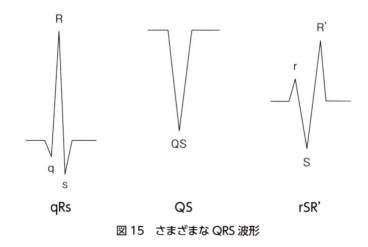

図15　さまざまなQRS波形

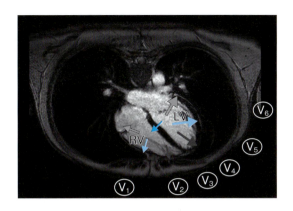

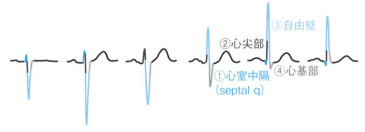

図16　胸部誘導とQRS波形

が興奮し，中間部分が興奮し，それから基部が興奮するという形で色分けしています．

　細かくなってしまうので，ここでも1つだけおさえておくことにしましょう．胸部誘導，QRS波で覚えておいてほしいのは，陽性の波がV_1からV_6にかけてだんだん大きくなり，逆に陰性の波はだんだん小さくなるということです．この「陽性波がだんだん大きくなる」とか「陰性波がだんだん小さくなる」という原則が崩れていた場合には，それは何らかの異常があるというように考えてください．

4. 心臓軸

　QRS波から心臓の位置（正確には心室の位置なのでしょうか？）を見るのに使われる言葉が2つあります．

●心臓軸

●移行帯

です.

　心臓の軸は，左軸偏位とか右軸偏位などと聞くことがあるでしょう．心臓の軸はどのように決めているかというと，心臓の肢誘導，前額面で決めます.

　図17は前額面で心臓を正面から見たと考えています．この見方で，向かって右側（心電図を撮られている本人にとっては左側）を0度，下を＋90度とし，向かって左側（心電図を撮られている本人にとっては右側）を＋180度，上向きは−90度とします．誘導はⅠ誘導（右から左の方向，0度の方向です）とaVF誘導（上から下の方向，＋90度の方向です）の2つを使って心臓軸を算出します．Ⅰ誘導のQRS波の陽性部分の大きさから陰性部分の大きさを引いて，これがプラスのときは0度側へその大きさの分だけ，マイナスのときは＋180度方向にその大きさの分だけ矢印を原点から引きます．aVF誘導でも同様にして，プラスのときは＋90度側へ，マイナスのときは−90度側に原点から矢印を引きます．この2本の矢印の先から垂線を引き，この交点に向かって原点から引いた矢印がその人の心臓軸のベクトルになります.

　心臓軸が，0〜＋90度の範囲にあるのは正常軸です．0度以下になったときは「左軸偏位」，＋90度よりさらに右側に偏ったときは「右軸偏位」となります（図17）．−90度と＋180度の間は，右軸偏位が極端になったのか，左軸偏位が極端になったのかわからないので，「極端な軸偏位」といいます.

26　Part1　まずは心電図の基本を学ぼう

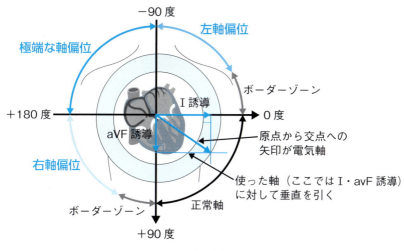

図17　心臓軸

5. 移行帯

　心臓の位置を表すもう1つの指標が移行帯です．移行帯というのは胸部誘導，心臓の水平の位置が正しいかどうかを見る指標で，胸部誘導を使って見ていきます．図18では小さい波形がだんだん大きくなっています．マイナスのほうが大きいところからプラスのほうが大きいところへ変わるところを移行帯といいます．

　移行帯は，正常ではV_3からV_4の間にあります．図18では，心室中隔がV_3からV_4の間にあることを反映しています．移行帯がV_4より左側（V_5やV_6）にあるときは，「時計方向回転」，V_3より右室側（V_1やV_2）にあるときは，「反時計方向回転」といいます．図18上のMRI画像とは，逆のイメージになります．最初に名前を付けた人が，背中側を下，お腹側を上にしてこのような名前を付けたのでしょう．今では，CTやMRIの画像で背中側を上，お腹側を下にする配置が見慣れていると思うので，この見慣れた配置を提示しています．名前を間違えないように注意しましょう．

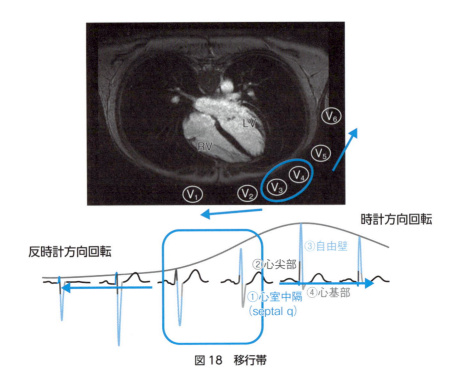

図18 移行帯

T波

　最後にT波です．T波は，心室の再分極（拡張）を反映するので，QRS波などよりは重要性が低いイメージがありますが，そんなことはありません．心電図の診断をするときには思いがけずに重要となります．

　再分極が心内膜から起こるか心外膜から起こるか，考えてみましょう．図19はT波の成り立ちを見ています．図19左は，「脱分極が心内膜から起こったので，当然再分極も心内膜からでしょう」と仮定してみました．再分極の起こり始め（ここがT波にあたります）には，再分極は心内膜から始まるので，心内膜はマイナスになります．心外膜はまだ再分極していない活動電位中なのでプラスとなります．電流はプラスからマイナスの方向に流れるので，電流は心外膜側から心内膜側に流れています．この直上の端子で心電図を撮っていると電流が離れる形になり，T波は下向き（陰

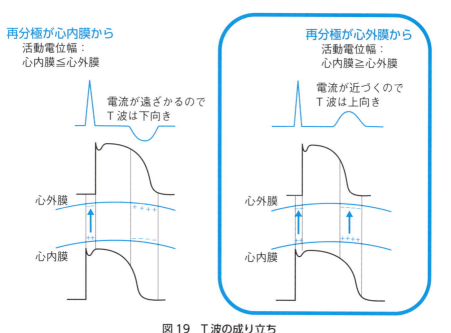

図19 T波の成り立ち

性）になります．すなわち，脱分極も再分極も心内膜側から起こると仮定すると，QRS波とT波は逆向きになります．

図19右では，「脱分極は心内膜側からなので，再分極は心外膜側からでしょ」と仮定しました．再分極の起こり始めは，心外膜は再分極が起こっているのでマイナス，心内膜はまだ活動電位中なのでプラスとなり，電流は心内膜側から心外膜側に流れます．すなわち，電流は心電図の端子に近づくことになるのでT波は上向き（陽性）に振れます．すなわち，脱分極は心内膜側から，再分極は心外膜側から起こると仮定すると，QRS波とT波は同じ方向を向きます．

では実際にはどちらが起きているのでしょうか．また先ほどの輪切りの図を使って考えてみましょう．図20中は，収縮状態，すなわち心内膜も心外膜も収縮している状態です．もし図20左のように心内膜から拡張が起こると仮定すると，心外膜はまだ興奮しているので収縮状態と同じ大きさでとどまり，心内膜だけ広がろうとしますが，途中でまだ収縮中の心外

2．心電図の基本　29

膜にぶつかってそこで拡張がいったん停止します．これに対して，図20右のように心外膜から拡張が起こると仮定すると，邪魔するものがないのでずっと広がってくれます．どっちのほうが効率がいいかを考えてみると，間違いなく心外膜から拡張する図20右のほうですよね．実際に，再分極（拡張）は心外膜から起こります．

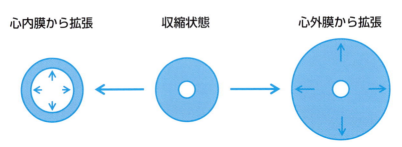

図20　心臓拡張（再分極）は内側から？　外側から？

●脱分極は心内膜側，再分極は心外膜側から起こる

さあ，ここで大切な心電図の原則が出てきます．QRS波の極性とT波の極性が同じ極性を向くということです．つまり，

●QRS波が陽性のときにはT波も陽性
●QRS波が陰性のときにはT波も陰性

ただ，原則はそうなのですが，実際に見ていくと必ずしもそうはなっていない誘導もあります．肢誘導は原則どおりに，QRS波とT波の極性は必ず一致します．一方，胸部誘導のV_1，V_2は年齢によってT波の形や向きが変わってきてしまいます．胸部誘導では，主にV_3〜V_6でT波の正常，異常を判断するようにしましょう．少なくとも大人では，V_3〜V_6くらいは全部陽性です．すなわち，

●胸部誘導は基本的に T 波が陽性
●肢誘導は QRS 波と T 波の動きは同じ極性

になるものだと考えておいてください．

・T 波の異常

　T 波の異常から，どのような心臓の異常を考えればよいのでしょうか．T 波に異常を示す疾患はたくさんあります．心筋虚血，心肥大，心筋症，たこつぼ心筋症，また心臓だけではなくて脳血管障害（特にクモ膜下出血），電解質異常，ホルモン異常などでも T 波の異常が現れます．

　このような T 波の異常はみな同じで，見分けがつかないのでしょうか．何か，心臓の異常を示すヒントのようなものはないのでしょうか．T 波の形にヒントが隠されています．ここでは，特徴的な 3 つの T 波を覚えておきましょう（図 21）．

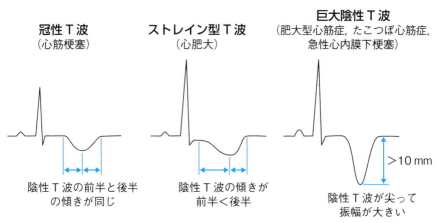

図 21　各疾患による陰性 T 波の見分け方

3 つの陰性 T 波
- 心筋梗塞の後に出てくる「冠性 T 波」
- 心肥大のときに出てくる「ストレイン型 T 波」
- 肥大型心筋症，たこつぼ心筋症，急性心内膜下梗塞などで出てくる「巨大陰性 T 波」

「冠性 T 波」は T 波の左右が対称の T 波に陰性になっているものです．左右が非対称になっており，前半が緩やかで後半が急峻になっているものは「ストレイン型 T 波」とよび，心肥大のときに見られます．T 波の振幅が極端に深いとき（10 mm 以上，1 mV 以上，つまり大きなマス目が 2 つ以上のとき）は「巨大陰性 T 波」とよび，肥大型心筋症（特に，心尖部の肥大が強い，心尖部肥大型心筋症），たこつぼ心筋症，急性心内膜下梗塞で見られます．

最後にもう 1 つだけ，陰性 T 波ではありませんが特徴的な T 波として覚えておきたいものがあります．陽性の T 波の振幅が大きくなるものを「テント状 T 波」といいます．これは高カリウム血症で現れます．

*

　Part1 では，心臓電気生理と心電図の基本について学びました．ここで
は以下の 5 つのポイントだけ覚えてほしいと思います．

Part1 のポイント

●Na・Ca 電流は脱分極を起こし，内向き電流で QT を延長し
ます．K 電流は再分極を起こし，外向き電流で QT を短縮しま
す．

●電流が近づくとき心電図は上に振れ，電流が遠ざかると心電図
は下に振れます．

●空気・水・脂肪は電気抵抗になります．

●洞調律は I・II・III 誘導の P 波が陽性か，I・aVF 誘導の P
波が陽性（どちらを使ってもよい）

●QRS 波と T 波の極性は同じなのが原則

2. 心電図の基本

Part 2
次に心電図判読の手順を学ぼう

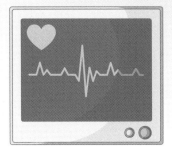

Part 2　次に心電図判読の手順を学ぼう

1. 心電図判読の 9 つの手順

　1 枚の心電図を渡されてもどこから読み始めていいかわからない，という人も多いでしょう．また，救急の現場で心電図を渡されて，5 分も 10 分もじっと眺めていては患者さんが亡くなってしまうかもしれません．できるだけ早く（1 分からせいぜい 2 分以内でしょうか），大体でよいのでめどをつけなくてはいけません．そのためには，1 枚の心電図を手にしたとき，判読の手順を身につけておく必要があります．ここでは，最低限これだけは目を通してほしいとい思う判読の手順 9 つを紹介します．

> **心電図判読の 9 つの手順**
> ❶心拍数は正常か
> ❷RR 間隔は整か不整か
> ❸洞調律か
> ❹すべての P 波に QRS 波は追従しているか
> ❺胸部誘導の R 波はだんだん大きくなっているか
> ❻QRS 波は narrow か wide か
> ❼ST 部分は基線上にあるか
> ❽T 波は陽性か
> ❾QT 間隔は正常か

　9 つの中の，③洞調律か，⑤胸部誘導の R 波はだんだん大きくなっているか，⑧T 波は陽性か，についてはすでに Part1 で説明しましたので，Part2 ではそれ以外について説明します．

1. 心電図判読の 9 つの手順　**37**

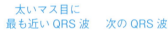

心拍数は正常か

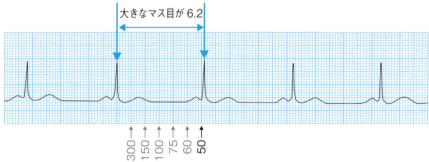

図1 心拍数が素早くわかる方法

　心電図でわかる異常の中で，生死に直結することがあることから，まず知りたい異常が不整脈です．不整脈には，心拍数が速くなる「頻脈性不整脈」と脈が遅くなる「徐脈性不整脈」があります．これらを診断するために，まずラフでいいので心拍数がいくつであるかを素早く知る必要があります．心拍数は，1分間（60秒間）に心臓が収縮する回数です．まっとうに行くと，QRS波とQRS波の間（これを「RR間隔」といいます）を，秒を単位として測り，

心拍数＝60（秒）÷RR間隔（秒）

として求めることができます．でも，RR間隔を定規を使って測り，電卓で上の式を計算していたらあっという間に30秒なんて経ってしまいます．9項目の第1項目でタイムアップとなってしまいます．そこで，もっと素早く心拍数を知る方法を紹介します．
　心電図の横軸は大きなマス目の1つが0.2秒ですから，

> 心拍数＝60÷（RR 間の大きなマスの数×0.2）

として求められます．皆さん高校受験で勉強した数学でこの式を変形すると，

> 心拍数＝60÷（RR 間の大きなマスの数×0.2）
>   ＝60÷0.2÷（RR 間の大きなマスの数）
>   ＝300÷（RR 間の大きなマスの数）

となり，RR 間にある大きなマスの数を数えるだけで心拍数を求めることができます．例えば，RR 間隔に大きなマス目が 6 個あったら，心拍数は 50 拍/min，5 個あったら 60 拍/min，5.5 個あったらこの中間の 55 拍/min くらいかな，と考えます．

さらにもっと簡単に心拍数を求めることができる奥の手があります．大きなマス目にできるだけ近く位置する QRS 波を探し，次の QRS 波がどこにあるか見ていきます．もし次の QRS が大きなマスの目の 1 個目のところに来ているとすると，300÷1 なので 300，2 個目に来ていると 300÷2 なので 150，3 個目に来ていると 300÷3 で 100，それから 75，60，50，43 と続きます（図 1）．この，「300，150，100，75，60，50，43」を「魔法の数」として覚えておくと，心拍数は数秒でラフに知ることができます．

心拍数は 50〜100 拍/min が正常で，50 拍/min 以下を徐脈，100 拍/min 以上を頻脈といいます．従来の教科書には（今でもかもしれません），心拍数は 60〜100 拍/min が正常値となっています．少し前に，健診を受けた人の心拍数を取っておいて，5 年後にその人たちが生きていたか亡くなっていたかだけを見たという単純な臨床研究があります（秋山俊雄：正常と診断された心電図から心機能と予後を推測する．Jpn J Electrocardiol 31（3）：257-270，2011）．

1. 心電図判読の 9 つの手順　39

横軸に安静時の心拍数を10拍/min刻みでとり，縦軸に一番死亡率が低かった心拍数の死亡率を1として，他の心拍数の人の5年後の死亡率が相対的にいくつになったかを見たものです．実は，一番死亡率が低い心拍数は，従来の基準では異常とされていた50～60拍/minでした（図2）．心拍数がそれより上がっても，それよりも下がっても死亡率は上がります．従来は異常とみなされていた心拍数が，死亡率から見ると最良の心拍数なのです．正常の上限である心拍数100拍/minはこの異常な心拍数の3倍強の死亡率になります．心拍数の多少の良し悪しを判断する材料が死亡率だけではないことはわかりますが，そうはいっても「一番死亡率が低い心拍数を異常とするのはいくら何でも受け入れられないんじゃないの」，ということで最近は心拍数の正常値を50～100拍/minと考える風潮があります．

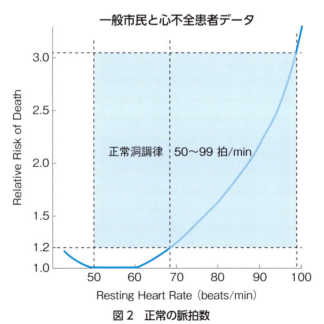

図2　正常の脈拍数

(秋山俊雄：正常と診断された心電図から心機能と予後を推測する．Jpn J Electrocardiol 31(3)：260, 2011 より引用)

RR 間隔は整か不整か

RR 間隔が整か不整かも，不整脈を考えるうえでとても重要になります．10 秒くらいずっと波形を見ていても整か不整かの判断は変わらないでしょう．RR 間隔が整か不整かは，見た目で 1 秒か 2 秒で「エイヤッ」と決めてしまってください．

すべての P 波に QRS 波が追従しているか

すべての P 波に QRS 波がくっついているかは，徐脈性不整脈の診断に役立ちます．これも 12 誘導すべて見ている時間はありません．肢誘導の 6 つは同じ時間，胸部誘導の 6 つはそれぞれ同時に記録するので，それぞれから 1 誘導だけ見れば十分です．都合のよいことに P 波が見やすい 2 つの誘導は II 誘導と V_1 誘導で肢誘導と胸部誘導に 1 つずつあるので，この 2 誘導で P 波と QRS 波が 1：1 でつながっているか，を端から端まで見ましょう．

QRS 波は narrow か wide か

QRS 波の幅が広いか狭いかは不整脈の診断をするとき，非常に重要です．不整脈は心房性と心室性に分けられます．心房は静脈から血液が返ってくるところ，心室は血液を動脈に送り出すところです．どっちの不整脈が悪いかというと，心室性の不整脈です．そこで，不整脈が心室性か否かを知ることはとても重要になるのです．心房性不整脈と心室性不整脈を区別するカギを握るのが，QRS 波の幅です．

図 3 は期外収縮という不整脈です．期外収縮に関しては Part3 で説明するので，ここでは QRS 波の幅だけに注目してください．QRS 波の幅の正常値は 0.10 秒までです．本来であれば，QRS 波の幅が広いか狭いかのボーダーラインはこの 0.10 秒にすべきですが，中途半端なので 0.12 秒，

1．心電図判読の 9 つの手順　　41

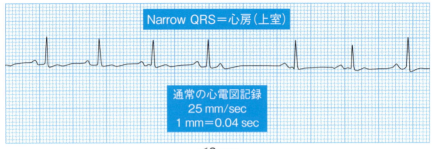

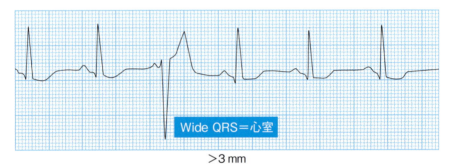

図3 wide QRS VS narrow QRS

3 mm，小さなマス目3つ，をボーダーラインにします．すなわち，

> 3 mm（0.12秒）以下だとnarrow，3 mm以上だとwide

と考えます．

　原則として，QRS波がnarrowだと期外収縮は心房から起こっていて，wideだと心室から起こっていると考えます．その理由として高速道路理論（図4）が役に立ちます．心臓の電気的な興奮が心室に伝わるとき，高速道路を通っていると心室全体が一瞬に興奮するので，narrow QRSになります．一方，高速道路を通っていないときにはwide QRSになります．

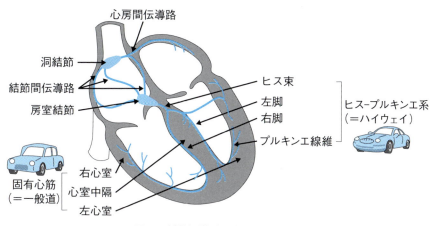

図4 刺激伝導系（高速道路理論）

　心房で期外収縮が起こったときを想定しましょう．興奮を心房と心室の間で伝えるのは，正常のときには房室結節だけです．つまり，心房のどこで興奮が起こっても心室の興奮は必ず一度房室結節を通って，高速道路に乗って伝わっていくので，心房で起こった期外収縮はnarrow QRSになります．

　これに対して，心室のどこかで期外収縮が起こると，高速道路は逆走できないので，一般道を通って心室全体を興奮させることになります．一般道は時間がかかるので，QRS波の幅は広くなります．つまり，高速道路に乗れたか否かでnarrow QRSかwide QRSかが決まります．心房性不整脈か心室性不整脈かは，治療法や予後を考えるうえでとても重要になるので，narrow QRSかwide QRSかは見分けられるようにしましょう．

　ただ，これには例外があります．例外の可能性として理論上は，

- narrow QRSなのに心室性
- wide QRSなのに心房性

の2つが考えられます．現実には，narrow QRSなのに心室性という例外はなく，wide QRSなのに心房性（上室性）という例外だけ存在します．

1. 心電図判読の9つの手順　43

その例外が起こるケースとして，下にあげたいくつかのケースが考えられます．

> **Wide QRS なのに心房性（上室性）**
> ●脚ブロック
> ●心室内伝導障害
> ●変行伝導（aberrant conduction）
> ●WPW 症候群

　上の3つ（脚ブロック，心室内伝導障害，変行伝導）は，もともと高速道路に何か異常，例えば，交通事故とか工事があり渋滞し，高速道路を通っているのにもかかわらず時間がかかるイメージです．一方，WPW 症候群は一般道のバイパスを通るイメージです．普通は房室結節の1つしかない心房と心室をつなぐ連絡路（＝バイパス）がもう1つあって，ここには高速道路とつながっていないので，こちらを通ると一般道を通って心室が興奮することになり，QRS 波の幅が広くなります．脚ブロック，WPW 症候群に関しては Part3 で説明します．

ST 部分は基線上にあるか

　Part1 で説明したように，ST 部分では心室が全部興奮し活動電位を出しているので，プラスとマイナスの部分がなく，普通は基線上にあります．ST 部分が基線上にないと，狭心症や心筋梗塞などの心臓病を疑う必要があります．ST 部分が基線上にあるかどうか見るためにポイントが3つあります．

> **ST 変化診断の3つのポイント**
> ●どの部分の ST を測るのか？
> 　・QRS にべったりくっついていないところ

> −60〜80 msec（1.5〜2マス離れたところ）
> ● どのST上昇を陽性ととるのか？
>   ・1 mm以上（V₂, V₃のみ2 mm以上）の上昇
> ● どのST下降を陽性ととるのか？
>   ・下行型：≧2 mmの下降
>   ・水平型・上行型：≧0.5 mmの下降

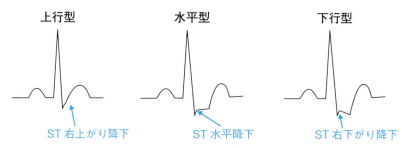

図5　ST下降の3パターン

　第1のポイントが，「どの部分のSTを測るのか？」ですが，QRS波にあまり近いとQRS波の影響を受けてしまいます．逆に，あまり離れすぎていると今度はT波の影響を受けてしまいます．QRS波およびT波に近すぎず遠すぎずということで，QRS波の終わりから60 msecくらい，つまり小さなマス目1つ半離れたところで測ります．

　STの異常には，STの上昇とSTの下降があります．第2のポイントは「どのST上昇を陽性ととるのか？」ですが，1 mm以上STが基線よりも上昇しているものを陽性ととります．ただ，V₂やV₃誘導ではもともとST部分が少し上がっていることがあるので，V₂・V₃誘導のときに限って2 mm以上基線よりも上がっているときに陽性のST上昇ととります．

　第3のポイント「どのST下降を陽性ととるのか？」は，ST下降の形によって基準が変わります．ST下降の形には，図5に示したようにST部分がだんだん上がっていく「上行型」，だんだん下がっていく「下行型」，

どちらでもない「水平型」の3つに分けられます．上行型は偽のST上昇，すなわち偽陽性が多いので，2 mm以上のST低下の場合と少し厳しめの基準がとられます．一方，水平型・下行型のときは本物のST上昇，すなわち真陽性が多く，0.5 mm以上の低下であれば陽性のST下降ととります（図5）．

QT間隔は正常か

　QT間隔は心拍数によって変化します．QT間隔は心拍が遅いときには長く，速いときには短くなります．理屈っぽくなりますが，何のためにそうなるのかわかるとなるほど，と思うので少し説明します．

　QRS波からT波というのは，心室が興奮している間です．逆の見方をすると，T波が終わってから次のQRS波が始まるまでは心室が拡張し血液が充満するときになります．整理すると，

- ・QT間隔 ⇒ 心室が収縮しているとき
- ・RR間隔−QT間隔 ⇒ 心室が拡張しているとき

です．もし，心拍数が早くなってもQT間隔が変わらなかったとしましょう．心拍数が早いのはRR間隔が短くなることなので，QT間隔が変わらないとするとT波からQRS波の時間，すなわち血液が心室に充満する時間が短くなります．心臓は，血液が戻ってこないのに収縮しても空打ちになって意味がありません．だから，

●心拍数が速くなったときには，収縮する時間（QT間隔）を少し犠牲にしてでも，血液が戻ってくる時間を十分確保する

ようにできています．

　このため，QT間隔を測るときは，心拍数によって補正をしなくてはいけません．心拍数の補正は，

補正 QT 間隔(QTc 間隔)＝QT ÷√RR

で求めます．この計算には時間がかかるし，電卓がないとできません．電卓を使わず，素早く補正 QT 間隔が長いか正常か判断する必要があります．これにも奥の手があります．図6のように，RR 間隔の真ん中のところで垂直二等分線を引きます．T 波の終わりが垂直二等分線の後側（右側）にあるか前側（左側）にあるかを見て，後側（右側）にあるときは補正 QT 間隔は延長（図6右），前側（左側）にあるときには補正 QT 間隔は正常（図6左）と考えます．これなら時間をかけずにできますよね．

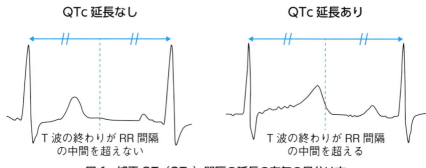

図6 補正 QT（QTc）間隔の延長の有無の見分け方

＊

1枚の心電図を渡されたときに，それが正常かどうかは，まず下記の9つの手順を用いて見て，大体のあてをつけます．これには1分から2分の短い時間で行います．これで異常があったら，異常があったところを細かく見ていきます．例えば，心拍数が150拍/min だったら頻脈なので，それはどういう頻脈かという鑑別診断に入ります．頻脈の鑑別診断については Part3 を参照してください．

Part2 のポイント：心電図判読の 9 つの手順

❶ 心拍数は正常か

❷ RR 間隔は整か不整か

❸ 洞調律か

❹ すべての P 波に QRS 波は追従しているか

❺ 胸部誘導の R 波はだんだん大きくなっているか

❻ QRS 波は narrow か wide か

❼ ST 部分は基線上にあるか

❽ T 波は陽性か

❾ QT 間隔は正常か

Part 3
そして不整脈の心電図を学ぼう

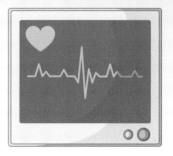

Part 3　そして不整脈の心電図を学ぼう

1. 期外収縮

　不整脈は，生死にダイレクトにかかわるので，12誘導心電図であってもモニター心電図であってもぜひ読めるようになりたい心電図の異常です．不整脈は，期外収縮，徐脈性不整脈，頻脈性不整脈，の3つに分けて説明します．

　これらの説明に入る前に，不整脈の名前の付け方について説明します．不整脈の名前は基本的に2つの要素の足し算でできています．1つは不整脈の起こる場所，もう1つは性質（重症度も含みます）です．名前の前半が不整脈の起こる場所，後半が不整脈の性質です．例えば，心房期外収縮，房室ブロック，心室細動の3つを考えてみましょう．前半は，心房，房室（房室結節），心室，というように不整脈が起こる場所を示します．後半は，性質（重症度）を表します．期外収縮は，1拍だけ不整脈が出るもの，ブロックは電気興奮の伝達が途絶えるもの，細動は頻脈性不整脈の中で最も重症なものに相当します．このように，不整脈の名前は，

（不整脈の起こる場所）＋（不整脈の性質［重症度］）

であることを頭に入れて読み進めてください．

　期外収縮は，1つの心臓の電気活動が，出るべきところとは違うところに出る不整脈です．「時期を外れた収縮」から期外収縮という名前が付いていますが，必ず正常の心臓電気活動が出るはずの時期よりも前に出ます．図1は，QRS波の幅の狭い期外収縮（上）とQRS波の幅の広い期外収縮（下）です．例外を除いて，narrow QRS＝心房，wide QRS＝心室なので，上は心房期外収縮，下は心室期外収縮となります．

1. 期外収縮　**51**

図を見ると，いずれも QRS 波が「トン，トン，トン」と 3 つ規則正しく出ていますが，次の QRS 波が本来出るべきところよりも早く出ており，「トン，トン，トトーン，トン」というリズムになっています．このように 1 発だけ，本来出るべきところよりも早く心臓の拍動が出るのを期外収縮とよびます．「トトーン」の「ト」のところでは静脈から心臓に血液が戻ってくる時間がないうちに次の「トーン」が出ています．心臓に血液がないにもかかわらず心臓が収縮しており，いわば「空打ち」の状態となります．患者さんに聞くと，「脈が飛ぶ」「脈が抜ける」などと表現することがあります．また「トーン，トン」の「トーン」のところでは静脈から血液が戻ってくる時間が通常より長いので，より多くの血液が心臓にため込まれています．そこで次の「トン」のところでは，いつもより多くの血液

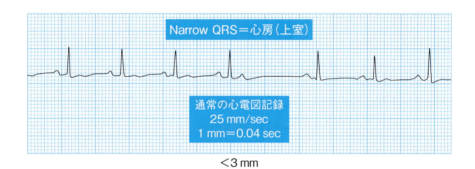

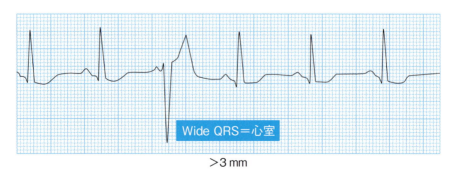

図 1　心房・心室期外収縮

が送り出されるので，これを「胸が痛い」「胸がドンと打つ」などと訴える人もいます．心電図の波形の大きさと，脈の大きさ（＝送り出される血液の量）は一致しません．

　期外収縮は基本1拍だけ出ますが，これが続いて出る場合もあります．長く続いて出るものを，頻拍（心房頻拍，心室頻拍）あるいは「ショートラン（short run）」とよびます．頻拍とショートランの使い方には混乱があるようです．表1に2つの主な使い方を整理してみました．表現1は，頻拍は病気，ショートランは状態を表すと考え，3連発以上を非持続性頻拍（ショートラン）と考えます．表現2は，3〜4拍はショートラン，5発以上を頻拍，と区別しています．どちらを使っている先生もいるので，ここは臨機応変に対応するようにしましょう．

表1　連発する期外収縮のよび方

	表現1	表現2
1拍だけ	期外収縮	期外収縮
2拍	ペア	ペア
3〜4拍	非持続性頻拍 （ショートランは状態を表す）	ショートラン
5拍〜30秒		非持続性頻拍
30秒以上	持続性頻拍	持続性頻拍

Part 3　そして不整脈の心電図を学ぼう

2.　徐脈性不整脈

　徐脈性不整脈は，基本的に刺激伝導系の異常により起こる不整脈です．刺激伝導系には，洞結節，房室結節，ヒス-プルキンエ系がありました．それぞれの異常で起こるのが，洞不全症候群，房室ブロック，脚ブロックです．徐脈性不整脈ではこの3つをおさえるようにしましょう．

洞不全症候群

　洞不全症候群は，一番上にある刺激伝導系，洞結節の異常によって起こります．洞不全症候群は下記の3群に分けられます．

> **洞不全症候群（Rubenstein の分類）**
> ● I群：洞徐脈
> ● II群：P波が出ないポーズがあるもの
> 　・洞停止
> 　・洞房ブロック
> ● III群：徐脈−頻脈症候群

　I群は洞徐脈です．I・II・III誘導あるいはI・aVF誘導でP波が陽性であることから洞調律であり，心拍数が50拍/min以下の徐脈のとき，洞不全症候群I群の洞徐脈と診断します．

　II群は，P波が出ない時間（これを「ポーズ」ということがあります）があるものです．これはさらに次の2つに分かれます．

- 洞停止
- 洞房ブロック

　洞停止は，洞結節の活動が一定時間停止してしまうもの，洞房ブロックは，洞結節の活動は停止しないけれども，洞結節と心房の間でブロックされるものをいいます．

　それでは，この2つはどのように見分けたらいいのでしょうか．Part1で説明したように，洞結節は心房の興奮を示すP波の前のどこかで活動しているのです．しかし，洞結節は細胞数が少ない（1万個以下），すなわち起電力が小さいので体表面の心電図ではその活動は見ることができません．したがって，この2つを正確に診断することはできません．でも，「洞停止か洞房ブロックのどっちか？」というわけにはいかないので，暫定的に次のように区別すると決めています．図2で説明しましょう．図2にはポーズがあります．ポーズが先行のPP間隔の整数倍になっているかいないかで見て，整数倍になっていないときは洞停止，整数倍になっている

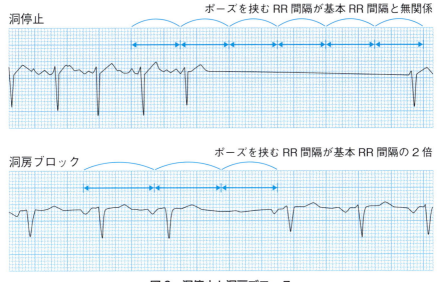

図2　洞停止と洞房ブロック

ときは洞房ブロックと診断します．ただし，洞房ブロックのときは整数倍とはいってもほとんどが2倍になっています．そこで，このポーズが先行PP間隔の2倍になっているときには洞房ブロック，2倍以上のときは洞停止と診断します．

Ⅲ群の徐脈−頻脈症候群は，ポーズの前に頻脈があるものを指します（図3）．必ず頻脈があってから徐脈が来るので，名前としては「徐脈−頻脈症候群」より「頻脈−徐脈症候群」と付けたほうが病態の特徴をうまくつかんでいるように思うのですが，ルーベスタイン先生がこのように付けてしまったので徐脈−頻脈症候群とよびましょう．洞結節と接して強い影響を与えるのが心房なので，この頻脈は心房の頻脈（心房頻拍，心房粗動，心房細動）で，なかでも圧倒的に頻度が高いのが心房細動です．

失神した人で，心臓のポーズの時間を調べると，平均14秒で失神するというデータがあります．7秒くらいで，意識が遠のくとされています．ペースメーカの植え込みは，クラス1の適応（絶対的適応）はポーズがあり，これが失神・めまいなどの症状と一致するときとされています．クラス2の適応（相対的適応）は，ポーズが4秒以上あるときです．

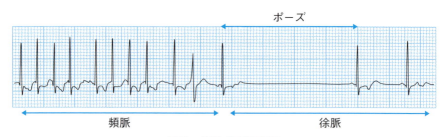

図3　徐脈−頻脈症候群

房室ブロック

　房室ブロックは，心房と心室の間で電気的伝導が途絶えてしまうものです．心房の興奮がP波，心室の興奮がQRS波だったので，心電図読解の

手順④のP波にQRS波が追従していないものが房室ブロックということになります．房室ブロックも，次の3つに分けます（図4）．

- 1度房室ブロック
- 2度房室ブロック
- 3度房室ブロック

1度房室ブロック
P波とQRS波は1:1だがPR間隔が延長

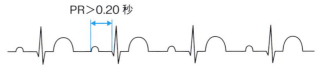

2度房室ブロック
P波の一部にQRS波が追従しない

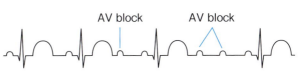

3度房室ブロック
PP間隔，RR間隔は一定だが，両者は無関係

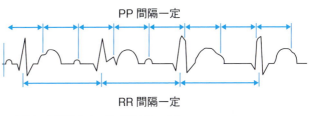

図4　房室ブロック（AV block）

1度房室ブロックは，P波とQRS波の伝導，心房と心室との間の伝導が遅くなっているものです．すなわちP波とQRS波の幅，PQ間隔が長くなっているものです．ここにはPR間隔と書いてありますが，陰性から始まるときにはQ波なのでPQ間隔といい，陽性から始まるときにはR波なのでPR間隔といっていますが，同じものと考えてください．

PQ間隔の正常値は0.12〜0.2秒です．それは，小さなマス目の3〜5個で上限は大きなマス目の1個です．大きなマス目の1個以上のPQ間隔があるときは，1度房室ブロックとなります．伝導が遅くなっているだけで

ブロックは起きていないので,「ブロック」とよんでいいのかなと思うのですが,これも偉い先生がこのように付けたので,おとなしく受け入れましょう.

2度房室ブロックは,P波とQRS波が追従しているところとそれが追従していないところ(心房の興奮に心室の興奮がつながっていないところとつながっているところ)があるときに2度房室ブロックといいます.すなわち,部分的に心房と心室の伝導がブロックしているものです.

3度房室ブロックは,P波とQRS波が全く別々の間隔で独立して勝手に動いているもの,すなわち心房と心室の間の伝導が完全にブロックしているものです.

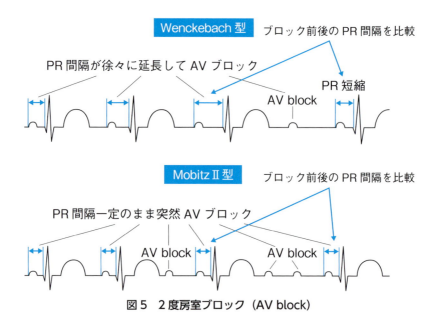

図5 2度房室ブロック(AV block)

2度の房室ブロックはさらに下記の2つに分けられます(図5).

- Wenckebach型
- MobitzⅡ型

Wenckebach型は，PQ間隔がだんだん長くなっていきブロックが起き，また短くなってからだんだん長くなっています．これに対して，PQ間隔が全く変わらないで突然QRS波が出ないものを，MobitzⅡ型の房室ブロックといいます．

わざわざ2度房室ブロックを2つに分けるのには理由があります．MobitzⅡ型のブロックはヒス束以下で起きていることが多く，心室自体に異常があり予後が悪いことが多く，ペースメーカの植え込みになることがよくあります．Wenckebach型のブロックは房室結節で起き心筋自身は正常だが，自律神経の影響によって起きていることが多く，予後は比較的よく，ペースメーカの植え込みになることはまずありません．つまりこの2つは予後・治療法が異なってくるので，きちんと見分けられるようにする必要があります．このとき，鍵を握るのがWenckebach型ブロックの見分け方です．2度房室ブロックの心電図では，まずポーズがあるところに目がいくはずです．では，PQ間隔が一定か，伸びているのか見るのは，ポーズの前の2つのPQ間隔，ポーズを挟んだ前後のPQ間隔，ポーズの後の2つのPQ間隔，の3択となります．このうち，ポーズの前のPQ間隔が最も長く，ポーズの後のPQ間隔が最も短いので，ポーズの前後のPQ間隔を比較するのがベストです．最悪はポーズの前の2つのPQ間隔を比べることです．すなわち，

> ●ブロックが起こった次が一番短く，前が一番長いので，そのブロックが起こった前後でPQ間隔を比較することがコツ

です．PQ間隔は，ポーズの後の1拍目と2拍目では大きく延びますが，それ以降はあまり変わらないことがあります．ポーズの前の2拍ではほとんど変わらないことがあるので，MobitzⅡ型と勘違いしてしまうことがあります．なので，ポーズの前の2つのPQ間隔の比較は最悪となります．

房室伝導が数回に1回だけ伝わっているとき，例えば2回に1回だけ伝わっているときは，2度房室ブロックと診断されますがが，Wenckebach

型ブロックか MobitzⅡ型ブロックか区別できません．もともと，数回に1回しか伝わっていないので，2度房室ブロックの中でも重症と考えられます．このようなものを「高度房室ブロック」とよびます．

脚ブロック

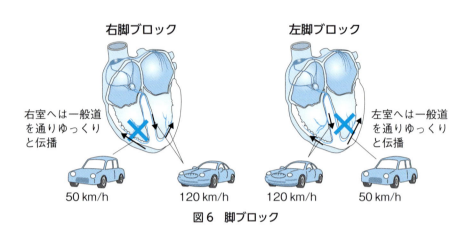

図6　脚ブロック

　脚ブロック（図6）は，右脚あるいは左脚が電気信号を伝えることができなくなるものです．それぞれ，右脚ブロック，左脚ブロックとよびます．右脚ブロックのときには，左脚は高速道路を使って左室のほうへはいつもと同じように興奮を伝えることができます．右室への高速道路である右脚は興奮を伝導できないので，高速道路を通って左室に伝わった興奮が一般道を通って右室に伝えられることになります．左脚ブロックは逆で，右室は高速道路で興奮が伝わり，左室のほうには一般道を通って興奮が伝えられます．

　心電図がどのようになるかを，図7を使って説明します．図7では，左室の興奮を，心室中隔（濃い青），左室（薄い青），右室（灰色）の3つに分けて表しています．脚ブロックの心電図は，V_1誘導とV_6誘導の2つ

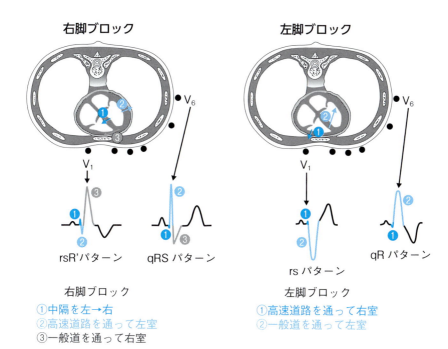

図7　脚ブロックの心電図波形

を使って判断します．心室中隔へのプルキンエ線維は右脚と左脚が分かれた直後に左脚から出て，心室中隔の左室側に接着します．したがって，心室中隔は左室側から右室側に向かって（左→右）興奮します．右脚ブロックでは心室中隔は通常通りに興奮し，左脚ブロックでは右室に伝わった興奮が一般道を通って心室中隔と左室を興奮させます．

　脚ブロックを心電図から診断するうえで，おさえておくポイントが3つあります．「ポイント1」は，興奮の順番です．①心室中隔（濃い青），②左室（薄い青），③右室（灰色）の順番で興奮します．「ポイント2」は，波形の方向，すなわち上（陽性）か下（陰性）かです．V_1誘導では，心室中隔（濃い青）と右室（灰色）は近づくので心電図は上に振れ，左室（薄い青）の興奮は遠ざかるので下に振れます．V_6誘導では，心室中隔（濃い青）と右室（灰色）は遠ざかるので心電図は下に振れ，左室（薄い青）の興奮は近づくので上に振れます．「ポイント3」は，波形の幅です．右

脚ブロックでは，右室への興奮が一般道を通るのでその波形の幅が広くなります．左脚ブロックでは，左室（心室中隔も含めて）への興奮が一般道を通るのでその波形の幅が広くなります．

以上の 3 つのポイントをふまえて，右脚ブロックでは V_1 誘導は rsR'型，V_6 誘導では qRS 形となります．左脚ブロックでは V_1 誘導で rS 型，V_6 誘導で qR 型となります．

脚ブロックはパターン認識が役に立ちます．このとき，幅広い波（＝ブロックがあり遅れて伝わる場所）がどこにあるかが重要になります．幅広い R 波（陽性波）あるいは幅広い S 波（陰性波）が V_1 誘導にあるか V_6 誘導にあるかで見ていきます．どちらでも，よいのですが S 波（陰性波）のほうが他に出てくることがない，すなわち特異性が高いとされているので，幅広い S 波（陰性波）の誘導を決め手としたほうが間違いがないようです．

●V_1 誘導の幅広い S 波 ⇒ 左脚ブロック
●V_6 誘導の幅広い S 波 ⇒ 右脚ブロック

ここで，「変行伝導」について説明します．変行伝導とは，通常は右脚も左脚も伝導しているのですが，期外収縮などの通常より早いタイミングでの伝導が起こったとき，脚ブロックが起こるものです．このとき，ほとんどが右脚ブロックとなります．これは，右脚のほうがはるかに細くてブロックが起こりやすいためです．変行伝導は，期外収縮が wide QRS なのに心房性となる例外の代表的存在です．

Part 3 そして不整脈の心電図を学ぼう

3. 頻脈性不整脈

　心拍数が100拍/min以上を頻脈性不整脈といいます．頻脈性不整脈の診断は「心電図診断の最大の難関」の1つです．ここでは，アルゴリズムを使い体系立てて鑑別診断することにしましょう．このとき，ポイントとなるのが下の4つのファクターです（図8）．

- ●QRS波の幅
- ●RR間隔
- ●興奮回数
- ●P波

QRS幅　　幅の狭いQRS＜3mm　　幅の広いQRS＞3mm

RR間隔

興奮回数
　　　　100-250回/min

　　　　250-350回/min

　　　　＞350回/min

P波

図8　頻脈性不整脈鑑別診断のアルゴリズム

3. 頻脈性不整脈　63

1. QRS 波の幅

　QRS 波の幅は，narrow だと心房性，wide だと心室性でしたね．不整脈の名前の前半は，不整脈の起こる場所だったので，まず QRS 波の幅で心房性か心室性か区別します．

　心房でも心室でもない洞結節・房室結節から起こる不整脈もあります．これはどうしたらいいのでしょうか．洞結節・房室結節で起こる不整脈は，心室を興奮させるときは房室結節を通って，高速道路のヒス–プルキンエ系を通るので，心房性不整脈と区別がつきません．そこで，心房性不整脈と洞結節・房室結節由来の不整脈を合わせて「上室性」とよぶことがあります．例えば，心房性期外収縮も「上室性期外収縮」ということもあります．

2. RR 間隔

　RR 間隔が整か不整かは，一目見て「エイヤッ」と決めるのでしたね．

3. 興奮回数

　「興奮回数」とは，聞きなれない言葉が出てきました．心房性不整脈では心房での興奮の回数，心室性不整脈では心室での興奮の回数の意味です．心室の興奮を反映する心電図波形は QRS 波なので，心室性不整脈では心拍数がそのまま興奮回数になります．一方，心房の興奮は P 波で，QRS波と一致しないことがあります．すなわち，心拍数がそのままイコール興奮回数にならないことがあるので，「興奮回数」という聞きなれない言葉を使っています．上室性頻拍では心房の興奮＝心拍数となることが大部分ですが，心房粗動・心房細動では，心房の興奮＝心拍数とはならないことが大部分です．

　頻脈のときは，名前を付けるときの後半部分，不整脈の性質は重症度，

64　　Part3　そして不整脈の心電図を学ぼう

すなわち心拍数を使います.

●100〜250 拍/min ⇒ 頻拍
●250〜350 拍/min ⇒ 粗動
●350 拍/min 以上 ⇒ 細動

と名前を付けるように決まっています.

4. P 波

以上3つが基本です. 上室性頻拍はさらに4つの種類に細分化されます. このときだけ, P 波を利用して分類します. これに関しては, 上室性頻拍のところで説明します.

上室性（心房性）不整脈

それでは, QRS 波の幅が narrow で, 上室性（心房性）不整脈と分類されたものを見てみましょう. 頻脈性不整脈の上室性（心房性）不整脈は, 上室頻拍, 心房粗動, 心房細動の3つに分かれます.

整理すると,

QRS 波の幅が狭いとき,
●Regular で興奮回数が 100〜250 回/min ⇒ 上室頻拍
●Regular でも irregular でも興奮回数が 250〜350 回/min ⇒
　心房粗動
●Irregular で 350 回/min 以上 ⇒ 心房細動

です.

3. 頻脈性不整脈　65

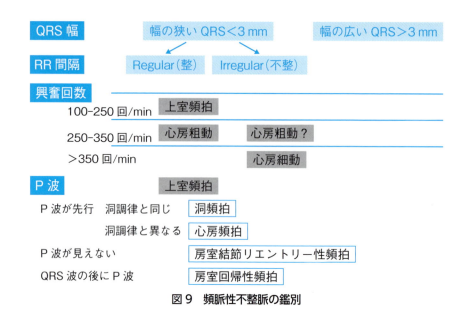

図 9　頻脈性不整脈の鑑別

　Regular で興奮回数（ここでは＝心拍数）が 100〜250 回/min の不整脈は上室頻拍ですが，発作的に起こり発作的に停止するので「発作性上室頻拍」とよぶことのほうが一般的です．これはさらに，次の 4 つに分類されます．

- 洞頻拍
- 心房頻拍
- 房室結節リエントリー性頻拍
- 房室回帰性頻拍

　洞頻拍は洞結節，心房頻拍は心房，房室結節リエントリー性頻拍は房室結節で興奮回数 100〜250 回/min の頻拍が起こるものです．房室回帰性頻拍は，心房と心室の間に房室結節以外に副伝導路（ケント束）とよばれる連絡路が余分にあり，

> **心房－房室結節－心室－副伝導路（ケント束）－心房**

という経路をクルクル回るように不整脈が起こるものです．これらは，興奮回数＝心拍数です．これら4つを見分けるカギは，P波です．

> ●**洞頻拍** ⇒ P波がQRS波に先行，洞調律と同じ形
> ●**心房頻拍** ⇒ P波がQRS波に先行，洞調律と違う形
> ●**房室結節リエントリー性頻拍** ⇒ P波が見えない
> ●**房室回帰性頻拍** ⇒ P波がQRS波の後

　発作性上室頻拍に限らず，心電図では何か異常があるとき，例えばポーズがあるとき，頻拍があるとき，にはP波に探す癖をつけましょう．P波を探す癖をつけるだけで20〜30％増しで心電図の診断能力があがります．絵本では赤白の横じまの服を着た「ウォーリーを探せ」ですが，心電図では「P波を探せ」と覚えてください．しばしば，P波が前後のQRS波，T波に重なることがあるので，「P波はないや」と淡白に決めつけるのではなく，前後のQRS波，T波と形が違わないか見比べるようにしましょう．

　話を発作性上室頻拍に戻しましょう（図10）．洞頻拍は，洞結節で興奮が始まるので，P波の形・PQ間隔は不整脈が起こる前の洞調律のP波・PQ間隔と同じで，QRS波の前に見られます．心房頻拍は，心房で興奮が始まるので，P波の形は洞調律と異なりますが，P波はやはりQRS波の前に見られます．PQ間隔も洞調律よりも短いのが普通です．房室結節リエントリー性頻拍は房室結節で頻拍が起こり，その興奮がほぼ同時に心房と心室に伝わります．なので，小さなP波は大きなQRS波に隠れて見えません．房室回帰性頻拍は，心室が興奮して副伝導路（ケント束）を介して心房に興奮が伝わります．なので，P波はQRS波の後ろに見えます．

3. 頻脈性不整脈　**67**

洞頻拍

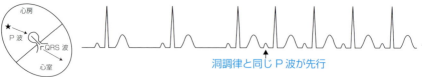

心房頻拍

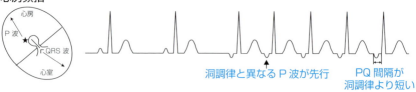

房室結節リエントリー性頻拍

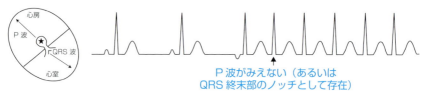

房室回帰性頻拍

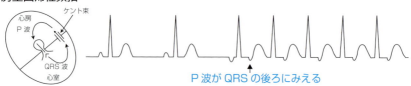

図10　上室頻拍の見分け方

1．心房細動と心房粗動

　心房細動と心房粗動は，P波がなく基線が揺れるように見える不整脈です．特に，心房細動は一番頻度の高い不整脈で，認定患者数が約70万人，推定患者数がこの倍の約150万人といわれ，1.5％の人が一生のうちに心房細動にかかるといわれています．心房細動の怖いところは，

●心房の中に血栓ができて，それが飛んでいってしまうと脳梗塞を起こす（これを心原性脳塞栓といいます）

ことです．脳梗塞の約3分の1は心房細動が原因だといわれています．これも過小評価されているといわれています．今まで脳梗塞は大きく3つに分けられていました．1つは頭の動脈が硬化を起こすようなアテローム性梗塞，1つはラクナ梗塞，そして残りが心房細動を原因とする心原性脳塞栓です．最近は上記以外に，原因不明の脳梗塞が25％あり，これを「潜在性脳梗塞」とよびます．潜在性脳梗塞の多くが心房細動からの心原性脳塞栓と考えられており，そうだとすると心房細動が原因の脳梗塞はもっと多いのかもしれません．

　心房細動では，基線が細かく振動し，これを「細動波」あるいは「f波（fが小文字であることが重要）」とよびます．この細動波が反映する心房の興奮は350回/min以上であり，場合によっては1,000回/min以上になることもあり，数えきれないというのが現実です．もし，これが全部，房室結節を通って心室に伝わってしまうと，心拍数が1,000拍/minというとんでもないことになってしまいますが，人間の身体はそんなに都合が悪くできていません．心房の興奮が多いときは房室結節で間引いて，心室に興奮が伝わらないようにする防衛機構があります．

　心房細動のときには全くランダムに間引いています．このため心室にランダムに興奮が伝えられるので，RR間隔は完全にirregularになります．

　一方の心房粗動ですが，基線が少し粗く振動し，鋸の歯のように三角形に見えます．これを「鋸歯状波」「粗動波」あるいは「F波（Fが大文字であることが重要）」とよびます．この心房の興奮は粗動なので250～350回/minです．これもすべて心室に伝わることはめったになく，房室結節で間引きされます．ここで不思議なのが，偶数回に1回房室結節を通過することができることです．2回に1回か，4回に1回伝わります．3回に1回や5回に1回伝わるということはありません．仮に心房の興奮が250～

350 の中央値の 300 回/min だったと仮定しましょう．2 回に 1 回だと，300 回/min の 1/2 で 150 拍/min，4 回に 1 回だと，300 回/min の 1/4 なので 75 拍/min となります．心拍数が 75 拍/min というと正常と変わらないので，ほとんど症状が出ないことが多く，また 4 対 1 伝導だと RR 間に見える粗動波がはっきりしているので間違うことはまずないでしょう．問題なのは，2 対 1 の伝導のときです．2 対 1 の伝導のときには 150 拍/min になります．narrow QRS で，RR 間隔が regular で 150 拍/min というと，普通に考えると発作性上室頻拍となります．上室頻拍と心房粗動の治療法はかなり違います．

> ●上室頻拍のときに使う治療法が，心房粗動では使ってはいけない治療法

になります．

　研修医が不整脈の救急対応にあたったとき，問題になることが一番多いのはこのケースです．すなわち，心房粗動なのに発作性上室頻拍と考えて，発作性上室頻拍に対する治療を行い，症状を悪くしてしまったという話はよく聞きます．

　気をつけるポイントは，

> ●narrow QRS で regular な 150 拍/min 前後の頻拍を見たときは，心房粗動の 2 対 1 伝導ではないか疑ってかかりましょう

ということです．

　図 9 の頻脈性上室性（心房性）不整脈の鑑別アルゴリズムで，心房粗動は興奮回数 250〜350 回/min の irregular のところに「？」がついて記載されています．これはどういうことでしょうか．心房粗動は，2 対 1 伝導とか 4 対 1 伝導といいましたが，ずっと 2 対 1 伝導あるいはずっと 4 対 1 伝導で固定されていれば regular なのですが，2 対 1 から 4 対 1 に変わってしまったり，4 対 1 が 2 対 1 に変わってしまうことがあり，この場合は

70　Part3　そして不整脈の心電図を学ぼう

irregular になります．ただ心房細動のときのように完全にバラバラになるわけではなく，2 対 1 伝導のとき，4 対 1 伝導のときは regular でこれが入れ替わるだけなので，よく見れば心房細動とは容易に見分けがつきます．

心室性不整脈

アルゴリズムの最初で，QRS の幅が wide であれば，原則として心室性不整脈になります．

●次に RR 間隔が regular か irregular か

を見ます．そして，

Regular で
●心拍数が 100〜250 拍/min ⇒ 単形性心室頻拍
●心拍数が 250〜350 拍/min ⇒ 心室粗動
●心拍数が 350 拍/min 以上 ⇒ なし

Irregular で
●心拍数が 100〜250 拍/min ⇒ 多形性心室頻拍
●心拍数が 250〜350 拍/min ⇒ 心室粗動
●心拍数が 350 拍/min 以上 ⇒ 心室細動

ただし，心室粗動という言葉はあまり使いません．心室頻拍か心室細動の 2 つに分けます．regular であれば，単形性心室頻拍，irregular であれば，多形性心室頻拍，心電図が波形をなしていないで基線がすれているだけに見えるときは心室細動とよびます．

心室性不整脈の最初に，「原則として」と説明しました．これには例外

があるからです．Part2 でも説明しましたが，wide QRS なのに心房性があるのでした．上室性不整脈なのに，脚ブロックや WPW 症候群などがあるときに，上室性頻拍や心房細動だけど wide QRS になることがあります．wide QRS の頻拍のとき，80％以上が心室頻拍です．残りの 20％弱が例外で上室性の頻拍に脚ブロック，WPW 症候群などを合併したものになります．

　頻度も少ないですし，救急の対応が必要な心室頻拍を脚ブロックが合併した上室頻拍などと考えて手遅れになると，患者さんの生死にかかわってきます．wide QRS 頻拍を診たら，まずは心室頻拍であると想定して対応することがとても大事です．このとき最初にやらなくてはいけないのが，バイタルチェックです．なかでも意識があるかどうかを見ることが第 1 です．このような心電図を見たら，まず第 1 に患者さんに「○○さん，わかりますか？」と呼びかけてみましょう．意識がなかったときはドクターコールします．ただしドクターコールをしても，ドクターがすぐに来られないかもしれません．心室頻拍・心室細動が起こってから電気ショックを加えるまでの時間と蘇生率は反比例します．すなわち，不整脈が起きてから時間が経てば経つほど，患者さんを失う確率が高くなるのです．そこで，ドクターコールをして満足するのではなく，すぐに CPR と AED の装着をしましょう．AED をつけると AED が勝手に不整脈を診断してくれて，電気ショックを与える必要があるかないかを判断してくれます．wide QRS の頻拍を診たら，迷うことなく AED を装着しましょう．

WPW 症候群

　「WPW 症候群」という症候群名が出て来たので，少し説明したいと思います．心房と心室の間の電気的な連絡は，通常は房室結節が唯一の経路です．ところが，300〜1,000 人に 1 人の割合で心房と心室を直接連絡する副伝導路（ケント束）をもつ人がいます．このような症候群を，ケント束を見つけた人が 3 人の医師，Wolff，Parkinson，White の頭文字をとって

WPW症候群とよびます．房室結節は，高速道路に例えると料金所にあたり，伝導が心臓の中で一番遅いこと，心房から心室への興奮の伝達があまりに多いときは間引くこと，などの性質をもっています．これに対して，ケント束は固有心筋（心房筋，心室筋）と性質が同じで，伝導はそれほど遅くなく，間引く性質もありません．

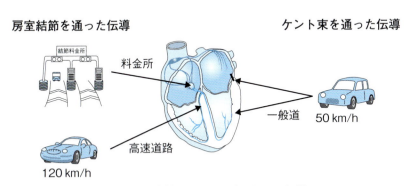

図11　房室結節とケント束を通った伝導

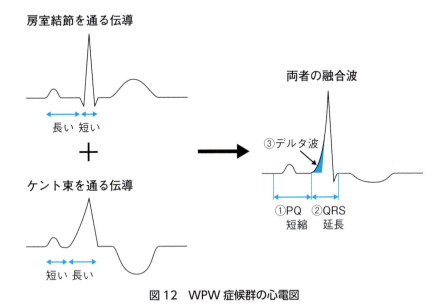

図12　WPW症候群の心電図

3．頻脈性不整脈　73

WPW症候群の興奮の伝搬は，房室結節を通る通常の伝播とケント束を通る伝播とあり，これが融合した形になります（図11）．ケント束だけが伝播したと仮定したときの心電図を図11左下に示します．ケント束は伝導が遅くないので，PQ（PR）間隔は短く，心室に入ってからは高速道路を通れないのでQRS幅は広くなります．これと正常の心電図（図11左上）が融合すると，PQ（PR）間隔は短縮，QRS幅は延長，QRS波の前半に三角形の「デルタ波」が生じます．房室結節を通る正常の伝搬がデルタ波を通る伝播に追いつくと，あとはこちらの高速道路を通った興奮が先行することになるので，QRS波の後半部分はシャープでデルタ波は後半部分にはありません．すなわち，WPW症候群の心電図QRS波の前半はケント束を通る伝導の心電図波形，後半は房室結節を通る伝導の心電図波形となります．この2つの波形の融合の割合が，人によってまちまちです．これは，ケント束の伝導性が人によってまちまちだからです．デルタ波などのWPW症候群の心電図の特徴が明瞭で診断に困らない例から，ほとんど正常と違いがなく診断が困難なものまであります（図12）．

> **WPW症候群の心電図の特徴**
> ●PQ（PR）間隔短縮
> ●QRS幅延長
> ●デルタ波

　WPW症候群で起こりやすい不整脈には2つあります．1つは，既出の発作性上室頻拍の1つ，房室回帰性頻拍です．これは，

> **心房－房室結節－心室－副伝導路（ケント束）－心房**

と回る不整脈でしたね．もう1つが，WPW症候群と心房細動の合併です．心房細動は一般人口では1%前後ですが，WPW症候群患者では10〜30%とかなり高い頻度で合併します．ですので，WPW症候群で心房細動を合併した人に会う可能性は0.01〜0.09%ぐらい．1万人に1人〜1,000人に1

人くらいです．この心房細動の合併した WPW 症候群が要注意です．ポイントは 3 つあります．

　ポイント 1 は，ケント束は間引く性質がないので，かなり早い心室の応答となります．もちろん，ケント束にも不応期というものがあるので，350 回/min 以上の心房の興奮がすべて心室に伝わるわけではありませんが，WPW 症候群を合併しない場合より多い心拍数となります．ポイント 2 は，ケント束を通る伝播は高速道路を通らないので wide QRS となります．ポイント 3 は，心房細動は RR 間隔が irregular となります．まとめると，WPW 症候群に合併する心房細動では，RR 間隔 irregular の wide QRS のかなり早い頻拍となります．これは，多形性心室頻拍と似た波形といえます．これを偽性心室頻拍（pseudo-VT）ということがあります．この名前は日本では普通に使われますが，国際的には通用しない名称なので，嫌う先生もいます．

　WPW 症候群で心房細動を合併した人の特徴は 2 つあります．1 つは比較的血行動態がしっかりしていることです．やばいと思って慌てて呼びかけたときに，ちゃんと反応するので「アレっ」と思うことがあります．もう 1 つは，心電図の特徴として基線が見えることがあることです．本当の心室頻拍では，頻拍は心室をクルクル回っているので，心室のどこか，言い方を変えると心電図の 12 誘導のどこかでは必ず QRS 波が存在します．一方，心房細動を合併した WPW 症候群では 12 誘導すべてで QRS 波が見えず，基線というか細動波（f 波）が見えることがあります．

　そうはいっても，wide QRS 頻拍の 80％異常が心室頻拍なので，まずは基線を探そうなんてせずに，心室頻拍と考えて患者さんに呼びかけバイタルチェックをするようにしてください．

3. 頻脈性不整脈　　75

Part 3　そして不整脈の心電図を学ぼう

4. 注意が必要な危険な 3 つの心電図

> **注意が必要な危険な 3 つの心電図**
> - Wide QRS ⇒ CAST 型不整脈
> - QT 延長 ⇒ トルサード・ド・ポアント
> - 右側胸部誘導の J 点優位の ST 上昇 ⇒ ブルガダ症候群

　最後に，注意が必要な危険な 3 つの心電図を紹介します．3 つとは，「Wide QRS」「QT 延長」「右側胸部誘導の J 点優位の ST 上昇」です．これ自身が不整脈というわけではありませんが，危険な不整脈を起こしがちな心電図所見です．

Wide QRS

> **CAST study の目的**
> 　心筋梗塞後，心室期外収縮の発生は予後不良因子であることが判明していた．Ｉｃ群抗不整脈薬［フレカイニド（タンボコール®）など］で心室期外収縮を抑制することが，予後改善につながるか検討する

　CAST（Cardiac Arrhythmia Suppression Trial）study とよばれる，1990 年代頃に米国で行われた臨床大規模試験があります．当時，筆者はその臨床試験を実施していた施設に留学していたのでこの試験に参加しました．
　1960 年頃，心筋梗塞を起こした人が突然死を起こすことがすごく大き

76　Part3　そして不整脈の心電図を学ぼう

な問題になっていました.

　心筋梗塞を起こした人の一部しか突然死を起こさないので, どういう人が突然死を起こすかを予測する研究が盛んに行われました. その結果, EF (左室駆出率) が悪い人, 心不全がある人, などとともに「心室期外収縮があること」が突然死の予測に役立つことがわかりました. そこで, 当時は抗不整脈薬 (専門的になりますが, I 群とよばれるナトリウムチャネルブロッカー) で心室期外収縮を減らす治療をしていました. これは,

●観察されたこと：心室期外収縮がある ⇒ 突然死が多い
●推論：心室期外収縮を抑制する ⇒ 突然死が減る

というロジックのもとでこのような治療を行っていたのです. ただしこの推論が正しいか否かは不明なまま行っていました. 1990 年頃までは, このような理論展開に基づいて治療法が決められていたものが少なくありません. 1990 年頃から, 「根拠に基づく医療 (evidence-based medicine：EBM)」という考えが主張されるようになり, エビデンスを得るための多施設大規模臨床試験が行われるようになりました. その結果に基づいてガイドラインというものが策定されて治療方針に反映されます. そこで, 心筋梗塞後で心室期外収縮が出ている患者さんを対象に, I 群薬 (CAST 試験では Ic 群薬が使われました) で心室期外収縮を抑制すると, 本当に突然死が減るか調査されました. CAST 試験は多施設大規模臨床試験の草分けです.

　Ic 群のフレカイニドとエンカイニド (こちらは日本では発売されませんでした) を使ったところ, 心室期外収縮は劇的に減少しました. 知りたいのは, 突然死が減ったか, です. 中間報告ということで 500 日での生存曲線が発表されました. 生存曲線では, 観察期間スタートの 0 日ではもちろん 100% 生存しており, 観察期間が進むにつれて突然死が起こり, 生存曲線が下にシフトします. すると, 意外にも Ic 群薬で治療したグループのほうが明らかに死亡率が高いことがわかりました. たまたま Ic 群薬で治療するほうに割り振られた患者さんで 500 日で約 10% も死亡率が高かっ

4. 注意が必要な危険な 3 つの心電図　　77

たので，倫理的問題ということで中間報告をまとめた 500 日の時点で試験自体が中止となりました（図 13）．

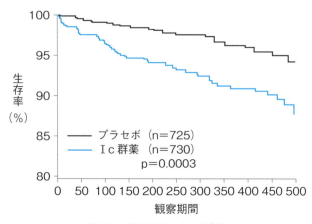

図 13　CAST Study の結果

このとき，突然死の原因が不整脈死であることがわかり，「抗不整脈薬がかえって不整脈を悪化させた」という結果になったのです．Ic 群薬は QRS 幅を延長する性質があり，Ic 群薬による QRS 幅延長の程度が強い人ほど突然死する傾向にあることがわかりました．抗不整脈薬，特に I 群薬により QRS 幅の延長した心電図は突然死のリスクの高い危険な心電図といえます．なお，日本で使われている Ic 群薬には，フレカイニド（タンボコール®），プロパフェノン（プロノン®），ピルジカイニド（サンリズム®）があります．

QT 延長

CAST 試験結果が出たことを受けて，それまで I 群薬一辺倒だった抗不整脈薬ですが，一気にカリウムチャネルブロッカーのⅢ群薬へと主流がシフトしました．カリウムチャネルブロッカーのⅢ群薬は，QT 間隔を延長します．すると，今度は QT 延長に伴って起こるトルサード・ド・ポア

ントとよばれる不整脈が問題となりました（図14）．トルサード・ド・ポアントはフランス語で，日本語に訳すと「点がねじれる」となります．QRS が指す点がねじれるような形をするのが特徴です．Part2 で説明したように，QT 間隔は心拍数とともに変化し，心拍数で補正した QT 間隔の延長は RR 間隔の垂直二等分線を引いて T 波の終わりがそれよりも後ろ（右側）にあったら延長，前（左側）にあったら正常と考えるのでした．QT 間隔が延長している心電図も不整脈のリスクの高い心電図です．

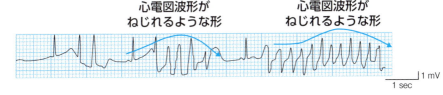

図14　QT 延長とトルサード・ド・ポアント

　QT 間隔は先天的に長い人もいますが，薬物による QT 間隔の延長もしばしば起こります．市販されている薬物の発売中止の原因としても最も頻度の高い原因の 1 つが QT 間隔延長による不整脈トルサード・ド・ポアントです．QT 間隔を伸ばす傾向が強い抗不整脈薬には，Ia 群薬のキニジン（キニジン®），ジソピラミド（リスモダン®），プロカインアミド（アミサリン®），シベンゾリン（シベノール®），ピルメノール（ピメノール®），Ⅲ群薬のソタロール（ソタコール®），Ⅳ群薬のベプリジル（ベプリコール®）などがあります．不整脈の薬だけでなく，一般的に使う薬でも QT 間隔を延ばすものがたくさんあります．ここでは 1 つだけ抗生物質のエリスロマイシンだけ覚えておいてください．例えば，咽頭炎で化膿があって，エリスロマイシンを飲んでいた人が QT 延長している場合は要注意です．

ブルガダ症候群

　最後の 1 つは右側胸部誘導の J 点優位の ST 上昇で，ブルガダ症候群と

よばれています（図 14）．

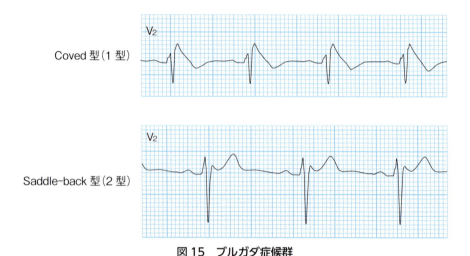

図 15　ブルガダ症候群

　右側胸部誘導とは，V_1・V_2・V_3 誘導です．J 点は，QRS 波と ST 部分の結合点（QRS 波の終わりですね）のことで，J 点優位の ST 上昇とは，この J 点の上昇が顕著な ST 上昇を指します．J 点が高く ST 部分がだんだん下がり陰性 T 波に終わるものを Coved 型（1 型：図 15 上），J 点が高くいったん下がりまた上がり陽性の T 波で終わるものを Saddle-back 型（2 型：図 15 下）とよびます．Coved 型は心室細動のリスクが高く，Saddle-back 型は今では心室細動のリスクは高くないと考えられています．

　ブルガダ症候群の特徴は，壮年期の働き盛りの男性に多いこと，夜間寝ている間に起こりやすいことです．昔，「ぽっくり病」といわれた病気が今ではブルガダ症候群だったと考えられています．寝ている間にうめく，うなされる，いびきがひどい，などはブルガダ症候群の症状の可能性があります．

　このように，QRS 延長・QT 延長・J 点優位の ST 上昇の 3 つは心室細動・突然死のリスクの高い心電図です．

*

Part3 では以下の 5 つのポイントだけ覚えてほしいと思います.

> ### Part3 のポイント
> ●異常（ポーズ，頻拍など）があったら P 波を探す
> 　⇒ QRS 波や T 波に重なる P 波に特に注意
> ●心拍数〜150 拍/min, narrow QRS の頻拍では心房粗動の 2 対
> 　1 伝導を疑う
> ●Wide QRS 頻拍の 80％が心室頻拍
> ●Irregular wide QRS 頻拍で基線が見えるときは WPW 症候
> 　群に合併した心房細動（偽性 VT）
> ●Wide QRS・QT 延長・J 点優位 ST 上昇は要注意

Part 4
最後に虚血性心疾患と心不全の心電図を学ぼう

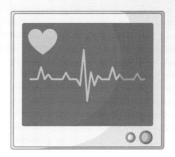

Part 4　最後に虚血性心疾患と心不全の心電図を学ぼう

1. 虚血性心疾患

　不整脈は心電図がかなり有効でしたが，やはり循環器の花形というと虚血性心疾患や心不全（主に心肥大）になるでしょう．こういうものがどのように心電図に表れてくるかを見ていきたいと思います．

狭心症

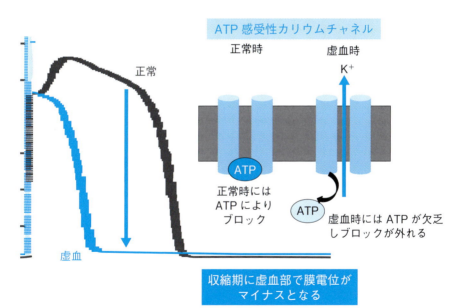

図1　虚血時の心筋活動電位変化

　狭心症のときに起こる心臓電気活動の変化を，1個の心筋細胞の活動電位から見ていきましょう．図1左の黒い線が正常な活動電位です．虚血

になると，「ATP感受性カリウムチャネル」とよばれるチャネルが開いて外向きにカリウム電流が流れます（図1右）．ATP感受性カリウムチャネルは，通常では細胞内のATPにより閉鎖されており，何もしません．虚血になりATPが作れなくなると，ブロックがとれてチャネルが開き，カリウムが細胞外に流出します．これは，虚血になってATPを作れなくなると活動電位を短くして，収縮を弱くしてでも心筋細胞自身は生き延びようとする防衛手段なのです．

　ところで，カリウム電流が流れると活動電位の持続時間が短くなるのでしたね．虚血中の活動電位は，図1左の青い線のような形になります．そうすると正常では心室が興奮しているとき（ST部分に相当），すべての部分で活動電位が出て電気的にプラスなので，心臓の中でプラスとマイナスの部分がST部分は基線上にあるのでした．ところが，虚血になったところでは図1左の青い線のように活動電位が短くなってしまい，正常な部分はプラス，虚血の部分はマイナスと心臓の中にプラスとマイナスの部分ができます．電流はプラスからマイナスに流れるので，STが偏位することになります．

　図2は一定の大きさの心筋（1個の細胞ではありません）の電気現象を見たものです．灰色で枠で囲われたところ（右側）が虚血部分，左側が正常であり，虚血部分（右側）に心電図の端子があると考えましょう．心電図には，

> ●電流はプラスからマイナス側に流れる
> ●電流が近づくときには心電図は上向きに振れて，遠ざかるときには心電図は下向きに振れる

という2つの原則があるのでした．この原則に従って考えていきましょう．虚血のところは収縮期（心臓が興奮しているとき）にマイナスになり，正常のところはプラスになります．すると，正常側から虚血側に電流が流れます．これを「傷害電流」といいます．そうすると，虚血側にある心電図

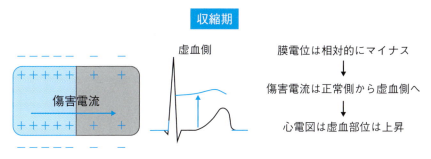

図2　虚血時の心電図変化

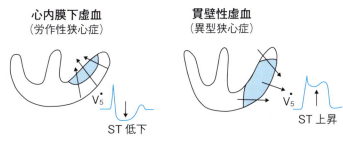

図3　虚血時の心電図変化

の端子に電流が近づいてくるので，STが上（陽性）に振れます．虚血時には，虚血部分でSTが上昇するのです．

よく勉強している人は，「アレっ，変だな」と思ったことでしょう．なぜなら，労作性狭心症はSTが低下，異型狭心症はSTが上昇と習っているからです．どちらも虚血なのに，どうして片方はSTが低下で，片方はSTが上昇なのでしょう．図3を見ながら，説明しましょう．

1．労作性狭心症

労作性狭心症の機序を考えてみましょう．人は走ったり，運動したりすると，心臓は余計に酸素が必要になります．年齢ごとに最大心拍数という，達成できる最高の心拍数が決まっています．20歳代の人で最大心拍数は200拍/minです．この最大心拍数に達するまで運動をすると，心臓が必

要な酸素量は約4.5倍に増えるといわれています．このままだと正常の人でも過激な運動をすると酸素不足，すなわち虚血になってしまい狭心症が起きてしまいます．そこで，冠動脈は拡張して心臓に送り届ける酸素量を増やします．冠動脈は最高で約5倍拡張することができます（5倍も広がることができるなんてすごいですね）．すなわち，ちょっとだけ余裕をもって最大心拍数の運動でも虚血にならないようにできています．身体はうまくできているものですね．

　それでは，冠動脈に動脈硬化があって狭くなっている場合はどうでしょう．このままでは，運動していないときでも酸素が足りなくなってしまうので，安静時から冠動脈が広がっています．なので，安静のときは酸素が足りていて狭心症が起きません．ところが，運動するともっと酸素が必要になります．冠動脈の狭窄の程度によって，最大に拡張しても増やせる酸素の量は限定されてしまいます．例えば，動脈硬化で冠動脈の断面積が50％になっていたとしましょう．5倍に拡張したとしても，2.5倍にしか酸素を増やせないので，酸素が4.5倍必要な最大心拍数の運動には耐えられません．すると酸素が足りなくなって狭心症が起きるのが労作性狭心症です．

　労作性狭心症の人はどのくらい運動すると酸素が足りなくなる，すなわち狭心症が起きるかは割と明確に決まっています．例えば，駅の階段を一番上まで上がったときに胸が痛いという人は，繰り返し同じくらいの運動をすると必ず痛くなりますが，それ以下の運動では狭心症は起きません．もし，以前に比べて軽い運動で狭心症が起きるようになった，例えば駅の階段を一番上まで行ったら痛かったのが，半分くらいで痛くなるようになったら動脈硬化が進んでいる，すなわち以前は断面積が50％だったのが25％に狭くなっていると考えられます．このように，動脈硬化の程度が進んでいる狭心症を「不安定狭心症」といいます．不安定狭心症はだいたい1ヵ月程度で20％程度が心筋梗塞になるといわれているので，そのように訴える症状が変化してきたときは要注意です．

　冠動脈は心臓の表面を走り，「貫通枝」とよばれる枝を心臓の表面から

内側に出しており，心筋はこの枝から血液（＝酸素）を受け取っています．動脈硬化が起こるのは，主に心臓表面を走る太い冠動脈です．ここに動脈硬化が起こっても，貫通枝のスタート近く，すなわち心外膜側の心筋は虚血になりません．虚血になるのは，貫通枝の最後の心内膜側の心筋細胞です．すると，図3左のように虚血部位でも心外膜側は正常で収縮期（ST部分）でプラス，心内膜側は虚血でマイナスとなり，電流は心外膜側から心内膜側に流れます．心電図の端子は体表，つまり心外膜側につけるので，労作性狭心症では，虚血部に心電図の端子をつけても電流は端子から離れていく方向なので，ST部分が下がります．

　ちょっと余談を紹介します．心電図だけ知りたいという人は飛ばしてください．男性と女性では狭心症の病態に違いがあり，女性では「微小血管狭心症」とよばれて，心臓表面の太い血管ではなく細い貫通枝に狭窄があることがしばしばあります．冠動脈の狭窄を見る最も詳しい検査は「冠動脈造影」ですが，冠動脈造影は直径0.2 mm以上の血管しか造影されません．微小血管狭心症は直径0.1 mm以下の血管に起こるので，冠動脈造影では検出できません．狭心症の特効薬はニトログリセリンですが，ニトログリセリンは太い血管は拡張するのですが，細い血管は拡張できないので，微小血管狭心症では無効です．そこで以前は女性の胸痛は一種のヒステリーやノイローゼのようなもので「心臓神経症」あるいは「シンドロームX」とよばれていた時代があります．心電図も，典型的な労作性狭心症のように心外膜側がプラス，心内膜側がマイナスとならないので，典型的なST低下とならないので，診断をさらに難しくしています．

2. 異型狭心症

　異型狭心症は，安静時に冠動脈が攣縮（スパズム）を起こして冠動脈が一時的に完全に閉塞します．そこで，異型狭心症は「安静時狭心症」「冠攣縮性狭心症」ともよばれます．冠動脈が完全に閉鎖するので，貫通枝には全く血液が流れず，心筋が全部，心内膜側から心外膜側まで全層性に虚血になります．それじゃ，心外膜側と心内膜側に電位差がないのでST部

分は基線のままなのでは、と思われるかもしれません．このとき，虚血の横の心筋は正常なので収縮時（ST部分）にプラスとなります．すると，図3右のように周辺の正常の心筋から，虚血の心筋に電流が流れるので虚血部位につけた心電図の端子に電流が近づき，STが上昇します．

> ● 心内膜の虚血のとき ⇒ STが下がる
> ● 貫壁性，心筋壁の全層が虚血になったとき ⇒ STが上がる

　Part2で説明しましたが，ST変化はQRS波から0.06秒（小さなコマ1つ半）離れたところで測ります．STの低下パターンとしては，上行型，水平型，下行型があります．上行型は偽陽性が多く，2mm以上の低下で陽性ととります．水平型と下行型は真陽性が多く，0.5mm以上のST低下で陽性ととります（図4）．

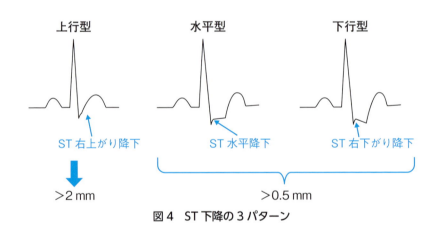

図4　ST下降の3パターン

心筋梗塞

　心筋梗塞は血管が完全に詰まってしまい，だんだんと心筋が壊死を起こす疾患です．壊死は時間とともに進行するので，心筋梗塞の病理像も時々刻々と変化します（図5）．

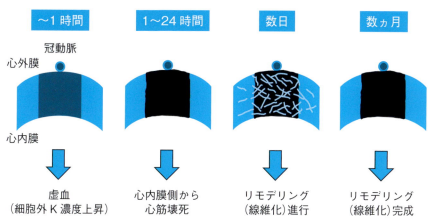

図5 心筋梗塞の病理像は時間とともに変化する

● 1時間以内

冠動脈が閉塞して虚血になったときに最初に起こるのは，虚血周囲の高カリウムです．これには，いくつか原因がありますが，1つは前述したATP感受性カリウムチャネルが開いてカリウムが細胞外に流出することです．

● 1〜24時間

冠動脈の閉塞が持続すると，1〜24時間かけて徐々に心内膜側から心外膜側に向かって壊死が進んできます．1日くらい経つと壊死が完全に進み貫壁性の壊死が起こります．

● 数日

心筋細胞が壊死を起こすと，線維化が起こります．心筋の壊死が起きたとき，心臓が今までと同じように動いていると，壊死を起こしたところが破裂します（これを「心破裂」といいます）．心破裂を起こすと致死的なので，患者さんに安静を保ってもらい心臓の中の圧を上げないようにします．このような人為的な予防だけでなく，壊死を起こしたところに数日かけて線維化が起こり，弱くなったところが破裂しないように補強してくれ

ます．手を切ったりしたときも，深く切るとそこに瘢痕ができます．それと同じで，心臓も壊死を起こすとそこで線維化が起こって補強してくれます．これを「リモデリング」といいます．

- **数ヵ月**

数ヵ月経ってくると，リモデリングが完成します．

組織像が変化するということは，心電図も時間的に変化するということです（図6）．1時間以内は，T波の増高，1～24時間では，STの上昇とR波の振幅の減高が起こり，最終的に異常Q波となります．数日では，T波が陰性化し，数ヵ月後にはT波は陽性化し異常Q波だけ残ります．

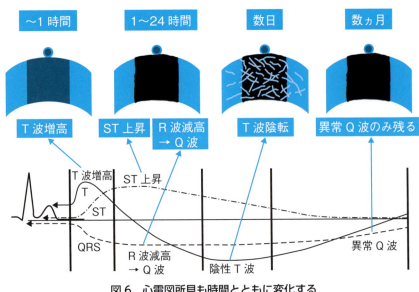

図6　心電図所見も時間とともに変化する

- **T波増高**

高カリウム血症のとき，心電図ではT波が増高します（これを「テント状T波」といいます）．心筋梗塞の初期には，虚血部位周囲で高カリウ

ムとなり，局所的にT波が増高します．

• ST上昇

1時間以上経つと，貫壁性の虚血によってST上昇が起こります．ただ最近は，STが上がらない「非ST上昇型」の心筋梗塞が増えてきています．STが上がる心筋梗塞のことを「STEMI（ST-elevation acute myocardial infarction）」，STが上がらないのを「NSTEMI（non-STEMI）」，といいます．ST上昇がなくてもトロポニンI，CK-MBなどの心筋逸脱酵素の上昇が見られたら，non-STEMIを考えます．

• R波の減高～異常Q波

壊死が起こったときは心内膜側から徐々に壊死が心外膜側に進行していきます．Part1で説明したように，起電力は細胞の数に比例します．細胞が死ぬということ，すなわち細胞数が減るということは，起電力がだんだん小さくなることを意味するので，だんだんR波が小さくなってきます．最終的には，R波が全くなくなって，Q波だけになります．

貫壁性の心筋梗塞が起こるとどうしてQ波になるのでしょうか．例えば，図7では左室の自由壁に心筋梗塞が起こった場面を想定しています．心筋梗塞がなければ，心室の興奮は心内膜から心外膜のほうに伝わるので，左室自由壁上の心電図の端子に電流が近づいてくるので，上向きの波，すなわちR波が出ます．左室自由壁に心筋梗塞を起こり壊死が起きると，

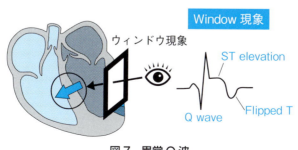

図7　異常Q波

起電力がなくなります．そこで，心電図は左室自由壁の対側にある心筋の電気現象を反映します．反対側では興奮が離れていく形になるので QRS 波は下向き（陰性）に振れます．壊死を起こしたところを窓のようにして，向かい側の電気現象を見るイメージであり，これを「ウィンドウ現象」と呼びます（図7）．

Q波があれば何でも異常Q波というかというとそうではありません．異常Q波には，下記の定義があります．

> ●幅が広いこと（40 msec 以上．40 msec というと小さな1マスです）
> ●深いこと〔R波の4分の1以上，あるいは絶対値で 0.1 mV（通常は 1 mm です）以上あること〕
> ●冠動脈の解剖に沿っていること

です．あとで説明しますが，冠動脈はⅡ・Ⅲ・aVF 誘導が右冠動脈の灌流領域，V_1～V_5 誘導が左前下行枝の灌流領域，Ⅰ・aVL・V_5・V_6 誘導は左回旋枝とよばれている冠動脈の灌流領域です．例えば，「Q波が，Ⅱ誘導と V_4 誘導にあるが，ほかの誘導にはない」というのは冠動脈の走行に沿っていないので，心筋梗塞は考えにくいことになります．一方，Ⅱ・Ⅲ・aVF 誘導でQ波があるとか，V_1～V_4 誘導にかけてQ波があるとか，Ⅰ・aVL・V_5・V_6 誘導でQ波があるときは心筋梗塞の異常Q波を考えることになります．

● 冠性 T 波

リモデリングが起こりつつあるときには，左右対称の陰性T波（これを「冠性T波」といいます）が見られます（図8）．リモデリングが起きているときは，興奮の伝導が遅れます．伝導が遅れる場所は，正常と壊死を起こした心筋の間です．心室筋の脱分極，すなわち QRS 波にも影響は出ますが，伝導の遅れが見やすいのが心室筋の再分極，すなわちT波です．

再分極の起こり始めでは，正常の心筋では伝導が遅れないのですでに再分極が起こり電気的にマイナスとなっています．これに対して，正常心筋と壊死心筋の境界では伝導が遅れまだ再分極が起きていないので電気的にプラスとなります．すると，電流は境界部から正常心筋に向かって流れるので，梗塞部位の心電図の端子からは電流が離れることになってT波は下（陰性）に振れます．これが冠性T波が見られるメカニズムです．

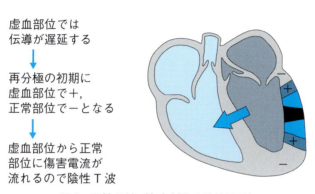

図8　冠性T波（左右対称の陰性T波）

　最近，心筋梗塞の患者さんが搬送されたとき，循環器専門の病院では「何がなんでもカテーテルで詰まったところを広げてしまおう」という傾向があります．これを「冠動脈インターベンション治療（「再灌流療法」ともいいます）」といいます．発症後12時間以内がクラス1の適応（絶対的適応），発症後24時間以内がクラス2の適応（相対的適応）とされています．これは，24時間以内であれば壊死が心外膜側まで到達していないためと考えられます．ここで，2つ重要なポイントがあります．

　ポイント1は，1〜24時間はSTが上昇している時期なので，どのST上昇が心筋梗塞か見分けることです．例えば，夜間救急当番だったとして，4時間前から胸痛の患者さんが夜中11時に救急外来に来て心電図を撮ったらSTが上がったとしましょう．これが本当に心筋梗塞であれば，すぐにドクターコールして血管を広げる冠動脈インターベンション治療の準備を始める必要があります．例えば，翌朝まで待っていて医師が8時に来た

としましょう．すでに発症後13時間経ち，かなり壊死が進んでいることが考えられます．本物の心筋梗塞だったらすぐに対応が必要なのです．そこで，STが上がったら何がなんでもドクターコールして，本当に心筋梗塞だったのがその半分以下だったとしましょう．医師も毎回も夜中に病棟に来て，半分以上「これは心筋梗塞じゃないよ」というのでは「いい加減にしてくれよ」と思うかもしれません（こういうのを false call「間違った呼び出し」といいます）．逆に，外れをなくしたいのでドクターコールはよほど自信があるとき以外にしないとしましょう．すると，今度は見逃すケースが出てきます．ある程度の間違いはやむをえません．見逃しは限りなく0％に近く，間違いもできるだけ少なく，を目指しましょう．

> ## ST 上昇を示す疾患
> ● 心膜炎 ⇒ ほとんどの誘導
> ● 心室瘤 ⇒ 心筋梗塞部位，異常 Q 波の共存
> ● 脚ブロック ⇒ QRS 波と反対向きに ST 上昇（右脚ブロックは V_6 誘導，左脚ブロックは V_1 誘導）
> ● 心肥大 ⇒ ST 低下の鏡面像，QRS 波の振幅の増大が共存
> ● 高カリウム血症 ⇒ テント状 T 波に引っ張られて ST 上昇

　ST 上昇を示す疾患は，上記のように異型狭心症や心筋梗塞だけではなくて，ほかにもいろいろあります．先ほど出てきたブルガダ症候群は右側胸部誘導のJ点優位のST上昇でした．そのほかにも心膜炎や心室瘤，脚ブロック，心肥大などがあります．

　この中で本物の心筋梗塞をどのように見分けるかですが，ST 上昇の様子にも疾患ごとに異なった特徴があります．心膜炎は，ほぼすべての誘導でSTが上がります．心室瘤は，心筋梗塞の慢性期に梗塞部位が風船上に膨らむもので，陳旧性心筋梗塞の目安である異常 Q 波が共存するのが特徴です．脚ブロックでは，STはQRS波の最後の波の極性と反対に偏位します．なので，深いS波がある誘導でSTが上昇します．右脚ブロックであれば V_6 誘導，左脚ブロックであれば V_1 誘導です．心肥大は，本

Chapter後半に説明する心肥大の特徴，特にQRS波の振幅の増大があることが参考になります．高カリウム血症はテント状のT波に引っ張られる形で上がってくるので，テント状T波の有無が決め手になります．ブルガダ症候群は，Part3で説明したように右側胸部誘導（V_1〜V_3誘導）のJ点優位のST上昇を特徴とします．これらの特徴によって，ある程度見分けることができます．

心筋梗塞のST上昇を見分けるもう1つのポイントは，「鏡像変化」です．例えば，前下行枝に心筋梗塞が起こったとしましょう．前下行枝の灌流領域はV_1〜V_5誘導なので，ここでSTが上昇します．このように前壁でSTが上昇したときは，前壁の反対側の心臓の領域，すなわち下壁と後壁でSTが下がります．これを「鏡像変化」といいます．鏡像変化があるときは，かなり確率で本物の心筋梗塞です．反対側の心臓の領域とは，前壁のときには下壁，下壁のときには前壁です．側壁の梗塞のときにもなぜか下壁に鏡像変化が現れます．

2つめのポイントは，24時間以内に冠動脈インターベンション療法（再灌流療法）を行うと，心筋の壊死が心外膜側まで到達せずに心内膜側だけに限局することがあります．貫壁性の心筋壊死が起こらないということは，異常Q波が現れないということです．従来は，「異常Q波＝昔に心筋梗塞をした」ということになりましたが，今後そうならないケースが増えてくると思われます．心筋壁の途中までは壊死を起こしているので，R波が減高し，断片化します．図9に示すような「断片化QRS波」が今後は昔に心筋梗塞にかかったことのサインとなることでしょう．

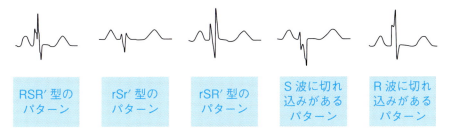

図9　断片化QRS波

(Das MK, et al：Significance of a Fragmented QRS Complex Versus a Q Wave in Patients With Coronary Artery Disease. Circulation 113：2495-2501, 2006より引用)

1. 心筋梗塞の部位診断

心筋梗塞のときは，部位診断が大切です．部位診断をするためには，冠動脈の走行を知っておく必要があります（図10）．冠動脈には，右冠動脈と左冠動脈があり，左冠動脈は左主幹部から左前下行枝と左回旋枝に分かれます．

右冠動脈は，右房室間孔を下降し，心尖部で右室を灌流する右縁枝を出します．右縁枝を出した後は，後壁を走り右室と左室の間で後室間枝（後下行枝）を出します．したがって，右室，左室後壁，左室下壁を灌流します．少し余談になりますが，右冠動脈の起始部から洞結節動脈が出，右縁枝を出したあとに房室結節枝を出します．右冠動脈病変で房室ブロックが起こりやすいのはこのためです．右冠動脈でも，洞結節動脈が出る前の起始部に病変があることはなかなかないので，右冠動脈の病変で洞不全症候群というのはそれほどありません．

左前下行枝は，右室と左室の前室間孔を下降し，心室中隔に向けて中隔枝を出し，左室前壁を灌流し，下壁に回り込んで右冠動脈後室間枝と吻合

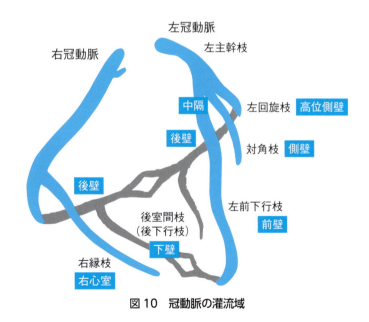

図10　冠動脈の灌流域

します．したがって，心室中隔，左室前壁，場合によって左室下壁を灌流します．

　左回旋枝は，左房室間孔を左室側壁に向けて走行し，後壁に回り込みます．したがって，左室側壁と左室後壁を灌流します．

　冠動脈の走行がわかったところで，これらが心電図にどのように反映されるかです．心電図の誘導を部位別に分けてみましょう．

●Ⅱ・Ⅲ・aVF ⇒ 下壁
●V₁・V₂ ⇒ 心室中隔
●V₁ 〜 V₅ ⇒ 前壁
● Ⅰ・aVL・V₅・V₆ ⇒ 側壁
番外編
●V₃ᵣ・V₄ᵣ ⇒ 右室
●V₁・V₂ の鏡像 ⇒ 後壁

　V_{3R}・V_{4R} とは，V_3・V_4 を右胸部にもってきたものです．すなわち，V_{4R} が第5肋間鎖骨中線，V_{3R} が V_1 と V_{4R} の中間です．また，後壁の誘導はないので，V_1・V_2 の鏡像と考えます．

　心筋梗塞の場所は，急性期はST上昇の誘導，慢性期は今はまだ異常Q波で判断します．Ⅱ・Ⅲ・aVF誘導のST上昇あるいは異常Q波が見られたら，右冠動脈の病変を考えます．このときは，右室の梗塞も伴っているか，言い方を変えると冠動脈病変が右縁枝を出す前の近位部にあるのか，右縁枝を出した後の遠位部にあるのかを知るために，V_{3R} と V_{4R} を撮りましょう．ここでも，ST上昇あるいは異常Q波が見られたら，右縁枝を出す前の病変が疑われます．

　V_1〜V_5誘導のST上昇あるいは異常Q波が見られたら，左前下行枝の病変を考えます．左前下行枝で，病変が近位にあるのか遠位にあるのかを見分けるヒントが2つあります．1つは，心室中隔にも梗塞があるのかないのか，です．V_1でもST上昇あるいは異常Q波が見られるときは，心

1．虚血性心疾患　　**99**

室中隔にも病変があると考えられ，左前下行枝の近位部の病変を疑います．もう1つのヒントは，下壁に鏡像変化があるか否かです．Ⅱ・Ⅲ・aVF誘導にST低下あるいはR波の増高がある場合は，ST上昇・異常Q波の鏡像変化と考えられ，左前下行枝近位部の病変を示唆します．

Ⅰ・aVL・V_5・V_6誘導のST上昇あるいは異常Q波は，左回旋枝の病変を示唆します．

表1　冠動脈病変部位と心電図陽性所見が出る誘導

冠動脈の病変部位	心電図陽性所見（ST上昇あるいは異常Q波）												
	Ⅰ	Ⅱ	Ⅲ	aVR	aVL	aVF	V_1	V_2	V_3	V_4	V_5	V_6	V_{3R}, V_{4R}
右冠動脈		○	○			○	▲	▲					○
左前下行枝							○	○	○	○	○		
左回旋枝	○				○		▲	▲			○	○	

▲：鏡像（ST低下あるいはR波増高）

右冠動脈と左冠動脈は心臓の下壁・後壁で吻合しています．右冠動脈と左前下行枝は，心臓の下壁の後室間孔で吻合し，右冠動脈と左回旋枝は後壁の後房室間孔で吻合します．ここで注意が必要なのが，左冠動脈と右冠動脈の吻合の場所です．人によって，右冠動脈の発達の強い人（「右冠動脈優位」といいます）と左冠動脈の発達の強い人（「左冠動脈優位」といいます）がいます．通常，後壁・下壁は右冠動脈よって灌流されると考えられていますが，左冠動脈優位の人では，後壁・下壁は左冠動脈により灌流されます．これを見分けるヒントの1つとして，Ⅱ誘導とⅢ誘導の心電図変化の強さがあります．Ⅱ誘導は左冠動脈の影響をより強く受け，Ⅲ誘導は右冠動脈の影響をより強く受けます．したがって，

ST上昇あるいは異常Q波が，
- Ⅱ＞Ⅲ ⇒ 左冠動脈の病変
- Ⅱ＜Ⅲ ⇒ 右冠動脈の病変

と考えます．

Part 4　最後に虚血性心疾患と心不全の心電図を学ぼう

2. 心肥大

　心肥大では，心房負荷と心室肥大に分けて説明します．

心房負荷

　心房負荷はこれまであまり注目されてこなかったと思いますが，ここ数年注目度が急激にアップしています．なぜなのでしょうか．厚生労働省が毎年発表している人口統計をもとに考えていきましょう．人口統計では，心臓病は悪性新生物に次いで何年も不動の第2位を占めています．この不動の死亡原因1位と2位の悪性新生物と心臓疾患の死亡率，5年生存率を比べてみたいと思います．死因第1位の悪性新生物（がん）は3人に1が亡くなるのに対して，死因第2位の心臓病でも約7人に1人が亡くなります．予後では，がんにも5年生存率の良いがんと悪いがんがありますが，すべてをひとまとめにして平均をとると，がんと診断されてからの5年生存率は今では50％を超えています．一方，心不全は心不全と診断されてからの5年生存率は50％を割っています．生存率という観点だけからみると，がんよりも心不全のほうが若干たちが悪いのです．

　さらに，いったん心不全で入院すると5年生存率は途端に25％まで下がります．早期発見・早期治療というとがんの専売特許のように思われがちですが，心不全でも早期発見・早期治療し，入院まで至らせないことが重要のようです．それでは，どうやって早期発見するかですが，

●「左房負荷」が重要

になります．今までは左房負荷や右房負荷はあまり心電図でも注目されて

2. 心肥大　**101**

いなかったのですが，最近は特に左房負荷が心不全の早期発見の鍵を握ることがわかってきて，がぜん重要性が増しています．これを機会にぜひマスターしてください．

図11はPart1で出てきたものですが，

●P波はⅡ誘導とV₁誘導で見ましょう

という話をしました．Ⅱ誘導では右房成分も左房成分も上向き，V₁誘導では右房成分が上向きで，左房成分はほぼ基線上かやや下向きで，Ⅱ誘導・V₁誘導とも1つの陽性波に見えて，右房成分と左房成分の区別はつかないというのが基本です．

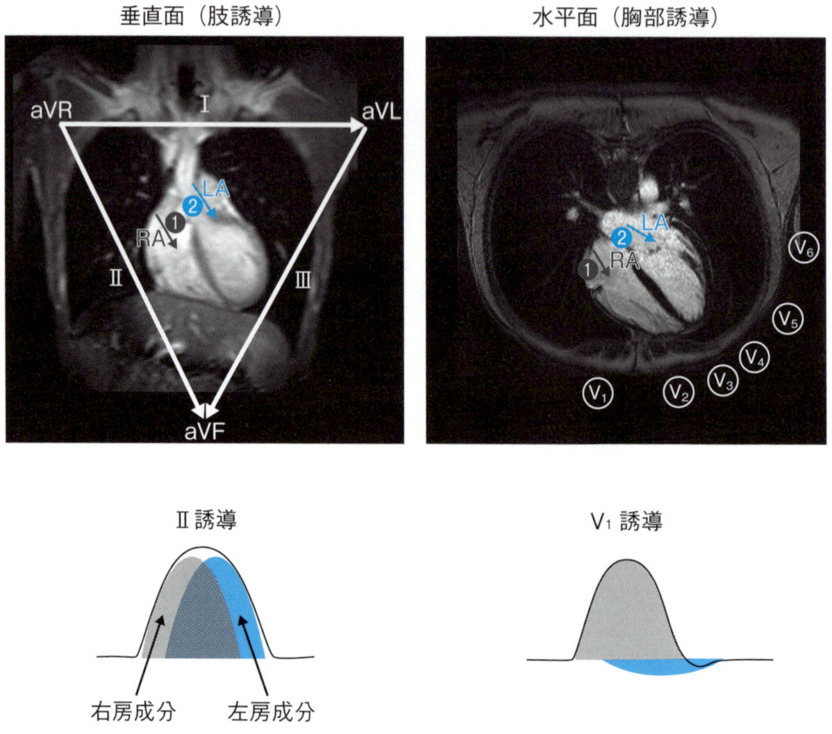

図11 P波（右房成分と左房成分）

102　Part4　最後に虚血性心疾患と心不全の心電図を学ぼう

心房に負荷がかかると，例えば，右房負荷，左房負荷がかかると，右房成分あるいは左房成分それぞれの振幅が高くなり持続時間が長くなります．

まず右房負荷の場合（図12）を見ていくと，右房成分が高くなって幅が広くなるのですが，幅が広くなっても後ろに左房成分があるので，それが邪魔をして幅の延長はほとんどわかりません．そこで，右房負荷のときは振幅が高くなることをもって診断します．診断基準としては，

●Ⅱ誘導の振幅が 2.5 mm 以上
●V₁ 誘導の振幅が 2 mm 以上
のときに右房負荷がかかっている

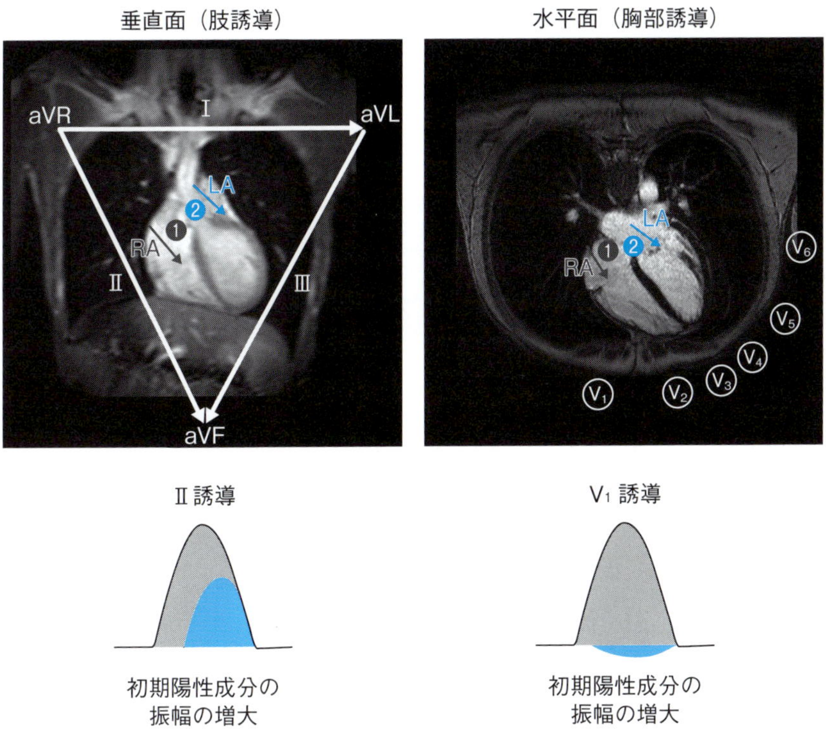

垂直面（肢誘導）　　　　水平面（胸部誘導）

Ⅱ誘導　　　　　　　　V₁ 誘導

初期陽性成分の　　　　初期陽性成分の
振幅の増大　　　　　　振幅の増大

図12　右房負荷の心電図

2. 心肥大　103

と考えます．基準がⅡ誘導のほうが大きいのは，P波の振幅は右房成分と左房成分の足し算になりますが，右房成分の振幅が同じように大きくなっても，Ⅱ誘導では左房成分がプラスなのに対してV₁誘導ではほとんどあるいはごくわずかにマイナスとなるからです．

　左房負荷の場合も，左房成分の高さが高くなって幅が広くなります．左房負荷の場合は後ろに邪魔するものがなく，幅の延長が見やすいので，これを左房負荷の診断に使います（図13）．Ⅱ誘導では幅が広くなって0.12秒以上になること，および右房成分と左房成分がはっきり分かれるので，「M字状のP波」となります．V₁誘導では，左房が拡張するとき，後ろに拡張するので興奮が心電図の端子から離れる方向に広がっていくので，

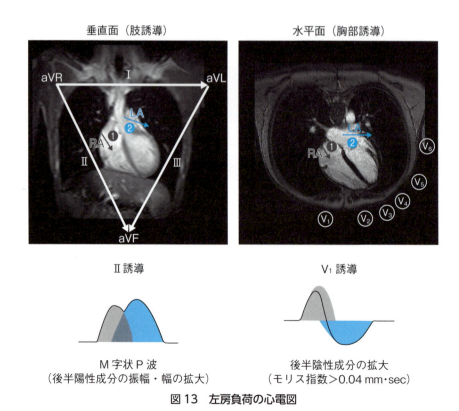

図13　左房負荷の心電図

左房成分の陰性成分が明瞭になります．陰性成分の幅と高さをかけたものをモリス指数といいます．

●Ⅱ誘導で，P波の幅が0.12秒以上でM字状P波
●V₁誘導の陰性の波の幅と高さを掛けたものをモリス指数といい，これが0.04 mm・sec以上
のときに左房負荷がかかっている

といいます．

どうして左房負荷が最近，注目されるようになってきたかですが，2000年以降に，「左房が大きい人は心房細動の発症が多い」「心血管イベントが多い」「心不全の発症が多い」という研究が盛んに行われました．左房負荷がいろいろな状態の初期症状になるので「それをよく見ましょう」と言われるようになりました（表2）．

表2　なぜ左房負荷が大切なのか

発表年	デザイン	対象	サンプルサイズ	左房の大きさと関連が認められたイベント
2002年	後ろ向き	外来患者	840人	心房細動の発症
2003年	後ろ向き	外来患者	1,160人	心血管イベント
2004年	後ろ向き	左室肥大患者	569人	心房細動と心不全の発症
2006年	前向き	外来患者	423人	心血管イベント

心不全は収縮する不全と，拡張がうまくいかなくなるものがあって，それを収縮不全，拡張不全といっています．心筋梗塞を起こしたりすると，心筋が壊死してしまうので最初から収縮ができなくなってしまい，収縮不全が起こります．欧米ではこのパターンが多いです．一方，日本では欧米とは異なり，高血圧やメタボリック症候群などで心不全になる人が多いので，拡張障害が最初に起こります．拡張障害を起こして，それが進展していくと収縮障害になるのです．日本では，心不全の初期症状は拡張障害で

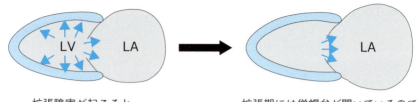

図 14 拡張障害の影響はまずは心房から
（香坂俊：もしも心電図が小学校の必修科目だったら．医学書院，p31，2013 より転載）

す（図 14）．

　拡張障害が起こったときにどうなるかを見てみたいと思います．左室が拡張しなくなると，心臓の中の圧が高くなります．拡張期とはどういうときかというと，心房から心室に血液が流れるときです．心室が拡張して，心房から心室に血液が流れるということは僧帽弁が開いていることになります．ここで圧がかかると，僧帽弁が開いているので左房にも同じ圧がかかります．そうすると，同じく圧が高くなったときに壁が厚い左室と壁の薄い左房，どちらに影響が先に出るかというと，当然，薄いほうに出てくるので，拡張障害はまず左房負荷が出てくるのです．だから，日本の心不全では左房負荷が重要になってきます．

心室肥大

左室肥大の基準
● 電位基準
　Sokolow 基準補正値
　・$RV_5 + SV_1 ≧ 40$ mm（30 歳以下の男性の場合は 50 mm）
　・$RI + SIII ≧ 20$ mm

- ●VAT 延長
  - ・VAT in V_5 or $V_6 \geqq 0.05$ sec
- ●左軸偏位
- ●ストレイン型の陰性 T 波

　心肥大には，いくつか診断の基準があります．電位基準はSokolow基準値というものがあって，V_1誘導のS波，陰性の波，それからV_5誘導のR波，陽性の波を足したものが4 mV以上，40 mm以上のときは電位基準で心肥大があるといわれています．補正値とありますが，欧米人では35 mm以上になっています．これはPart1で説明したように，欧米人は脂肪，すなわち心臓と心電図端子の間の抵抗が大きいので心電図が小さく出る傾向があり，このため基準値が35 mmと日本人の基準よりも小さくなっているのです．肢誘導ではⅠ誘導のR波（陽性の波）とⅢ誘導のS波（陰性の波）を足したものが20 mm以上というのが電位基準になっています．

　陰性のT波ですが，心肥大のときは図15のような形でストレイン型のSTの低下，左右非対称のSTの低下が起こります．ストレイン型のT波が見えているということは心肥大がかなり進んでいることを表しています．ストレイン型のT波がV_5誘導やV_6誘導に見えるときは左室肥大，V_1誘導やV_2誘導に見えるときは右室肥大です．

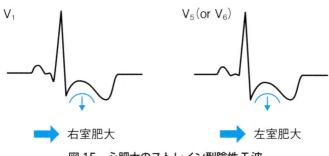

図15　心肥大のストレイン型陰性T波

今度は右室肥大について説明したいと思います．最近，右室肥大も注目されています．どうしてなのかというと，肺高血圧症がかなり増えてきているからです．肺高血圧症になると，右室に負荷がかかって，右室肥大が起こりやすいといわれています．

> ### 右室肥大の基準（Sokolow & Lyon の基準）
> ●電位基準
> ・圧負荷：V_1 で R≧7 mm，S≦2 mm，R/S≧1，V_6 で S 波が深い
> ・容量負荷：V_1 で rSR' パターン，R'≧10 mm
> ●VAT 延長
> ・VAT in V_1≧0.04 sec
> ●右軸偏位
> ・＞＋110 度
> ●ストレイン型の陰性 T 波

　同じく電位基準があって，V_1 誘導で R 波，陽性の波が 7 mm 以上．S 波，陰性の波が 2 mm 以下．または R/S 比が 1 以上というのが 1 つのパターンです．それと右軸偏位があること，ストレイン型の陰性 T 波があることがやはり基準になってきます．

108　Part4　最後に虚血性心疾患と心不全の心電図を学ぼう

*

Part4 では以下の 5 つのポイントだけ覚えてほしいと思います.

> **Part4 のポイント**
> ● 心内膜下虚血は ST 低下,貫壁性虚血は ST 上昇
> ● 心筋梗塞発症後 1 時間以内は ST 上昇も起こらないし,心筋逸脱酵素の上昇も起こらない ⇒ 外来で胸痛の患者は数時間は帰さない
> ● 心筋梗塞の ST 上昇は,胸像変化を伴う
> ● 再灌流した陳旧性心筋梗塞のマーカーは異常 Q 波から断片化 QRS へ
> ● 心不全の初期サイン,左房負荷を見逃すな

索　引

● 英数

12 誘導心電図	10
1 度房室ブロック	57
2 度房室ブロック	57
3 つの陰性 T 波	32
3 点誘導法	11
3 度房室ブロック	57
ATP 感受性カリウムチャネル	86
CAST study	76
Ca チャネル	3
Coved 型	80
f 波	69
F 波	69
J 点優位	79
K チャネル	3
Mobitz Ⅱ 型	58
M 字状の P 波	104
narrow QRS	42
Na チャネル	3
pseudo-VT	75
P 波	18, 41, 65
QRS 波	21, 41, 64
QTc 間隔	47
QT 延長	78
QT 間隔	46
RR 間隔	41, 64
Rubenstein の分類	54
Saddle-back 型	80
short run	53
Sokolow & Lyon の基準	108
Sokolow 基準補正値	106
ST 変化	44
T 波	28
Wenckebach 型	58
wide QRS	42
WPW 症候群	44, 72

● あ行

安静時狭心症	89
異型狭心症	89
移行帯	27
ウィンドウ現象	94
右脚ブロック	61
右軸偏位	26
内向き電流	5
右房負荷	101

● か行

活動電位	5
冠性 T 波	32, 94
冠攣縮性狭心症	89
冠動脈インターベンション治療	95
貫壁性虚血	87
期外収縮	41, 51
気胸	17
偽性心室頻拍	75
脚ブロック	44, 60, 96
狭心症	85
鏡像変化	97
胸部誘導	10, 25
虚血時の心電図変化	87
虚血性心疾患	85
巨大陰性 T 波	32
空気	17
ケント束	72
高カリウム血症	92, 96
高速道路理論	8, 43
高度房室ブロック	60
興奮回数	64
固有心筋	6

● さ行

細動	65
細動波	69
再分極	15
左脚ブロック	61
左軸偏位	26

111

左房負荷	101
刺激伝導系	6
自動能	7
脂肪	17
肢誘導	10
傷害電流	86
上室性不整脈	65
ショートラン	53
徐脈性不整脈	38, 51
心筋梗塞	90, 98
心原性脳塞栓	69
心室細動	71
心室性不整脈	71
心室内伝導障害	44
心室肥大	106
心室瘤	96
心臓軸	25
心電図の3つの原則	13
心電図判読の9つの手順	37
心内膜下虚血	87
心肥大	85, 96
心不全	17, 85
心房間伝導路	19
心房細動	68
心房性不整脈	65
心房粗動	68
心房頻拍	66
心房負荷	101
心膜炎	96
ストレイン型T波	32, 107
粗動	65
粗動波	69
外向き電流	5

● た行

多形性心室頻拍	71
脱分極	15
単形性心室頻拍	71
断片化QRS波	97

低電位	17
テント状T波	92
洞結節	7
洞調律	18
洞停止	55
洞頻拍	66
洞不全症候群	54
洞房ブロック	55
時計方向回転	27
トルサード・ド・ポアント	79

● は行

バッハマン束	8, 19
反時計方向回転	27
ヒス–プルキン工系	7
左回旋枝	99
左前下行枝	98
頻拍	65
頻脈性不整脈	38, 51, 63
不安定狭心症	88
副伝導路	72
不整脈	38, 51
ブルガダ症候群	79
変行伝導	44
房室回帰性頻拍	66
房室結節リエントリー性頻拍	66
房室ブロック	56
補正QT間隔	47
ぽっくり病	80

● ま行

右冠動脈	98
水	17
モニター心電図	11

● ら行

リモデリング	92
労作性狭心症	87

●著者プロフィール

古川 哲史（ふるかわ てつし）

東京医科歯科大学 難治疾患研究所 生体情報薬理学 教授

1983年3月，東京医科歯科大学医学部卒業．1989年4月，米国マイアミ大学医学部循環器内科リサーチ助教授．1991年4月，日本学術振興会特別研究員．1994年4月，東京医科歯科大学難治疾患研究所助手．1999年4月，秋田大学医学部生理学講座助教授．2003年4月より現職．1992年，日本心臓財団研究奨励賞，1997年，日本心電学会学術奨励賞最優秀賞を受賞．著書に「目からウロコの心電図」（ライフメディコム），「そうだったのか！臨床に役立つ循環薬理学」「そうだったのか！臨床に役立つ心血管ゲノム医学」「そうだったのか！臨床に役立つ心臓の発生・再生」（ともにメディカル・サイエンス・インターナショナル），「病態生理の基礎知識から学べる 循環器治療薬パーフェクトガイド」「誰も教えてくれなかった 循環器薬の選び方と使い分け」（ともに総合医学社）など．

しくみからマスターする
Dr. フルカワの心電図の読み方

2017年10月25日発行	第1版第1刷 ⓒ

著　者　古川哲史

発行者　渡辺嘉之

発行所　株式会社 **総合医学社**

　　　　〒101-0061　東京都千代田区三崎町1-1-4
　　　　電話 03-3219-2920　FAX 03-3219-0410
　　　　URL：http://www.sogo-igaku.co.jp

Printed in Japan　　　　　　　　　　　　　シナノ印刷株式会社
ISBN978-4-88378-656-5

・本書に掲載する著作物の複製権・翻訳権・上映権・譲渡権・公衆送信権（送信可能化権を含む）は株式会社総合医学社が保有します．

・ JCOPY ＜（社）出版者著作権管理機構 委託出版物＞

・本書を無断で複製する行為（コピー，スキャン，デジタルデータ化など）は，「私的使用のための複製」など著作権法上の限られた例外を除き禁じられています．大学，病院，企業などにおいて，業務上使用する目的（診療，研究活動を含む）で上記の行為を行うことは，その使用範囲が内部的であっても，私的利用には該当せず，違法です．また私的使用に該当する場合であっても，代行業者等の第三者に依頼して上記の行為を行うことは違法となります．複写される場合は，そのつど事前に， JCOPY （社）出版者著作権管理機構（電話 03-3513-6969，FAX 03-3513-6979，e-mail：info@jcopy.or.jp）の許諾を得てください．